门诊医学

Outpatient Medicine

主　编　屈　云（四川大学华西医院康复医学中心）

副主编　（排名不分先后）

钱永军（四川大学华西医院心脏大血管外科）

唐时元（四川大学华西医院急诊科）

胡　杨（四川大学华西医院胸外科）

饶克飞（四川大学华西医院急诊科）

陈　婷（四川大学华西医院心理卫生中心）

陈明越（四川大学华西医院康复医学中心）

编　者　（按姓氏拼音排序）

陈明越（四川大学华西医院康复医学中心）

陈　婷（四川大学华西医院心理卫生中心）

胡　杨（四川大学华西医院胸外科）

江　君（四川大学华西医院小儿外科）

林　双（四川大学华西医院内分泌科）

刘　奇（四川大学华西医院心理卫生中心）

钱永军（四川大学华西医院心脏大血管外科）

屈　云（四川大学华西医院康复医学中心）

饶克飞（四川大学华西医院急诊科）

唐时元（四川大学华西医院急诊科）

王　烨（四川大学华西医院心理卫生中心）

叶　建（四川大学华西医院急诊科）

周　鹏（四川大学华西医院急诊科）

四川大學出版社

SICHUAN UNIVERSITY PRESS

图书在版编目（CIP）数据

门诊医学 / 屈云主编 . — 成都：四川大学出版社，
2024.1
ISBN 978-7-5690-6684-5

Ⅰ．①门… Ⅱ．①屈… Ⅲ．①门诊 Ⅳ．①R4

中国国家版本馆 CIP 数据核字（2024）第 036835 号

书　　名：门诊医学
　　　　　Menzhen Yixue
主　　编：屈　云

选题策划：倪德君　许　奕
责任编辑：倪德君
责任校对：张　澄
装帧设计：胜翔设计
责任印制：王　炜

出版发行：四川大学出版社有限责任公司
　　　　　地址：成都市一环路南一段 24 号（610065）
　　　　　电话：（028）85408311（发行部）、85400276（总编室）
　　　　　电子邮箱：scupress@vip.163.com
　　　　　网址：https://press.scu.edu.cn
印前制作：四川胜翔数码印务设计有限公司
印刷装订：成都市新都华兴印务有限公司

成品尺寸：170 mm×240 mm
印　　张：10.75
字　　数：208 千字

版　　次：2024 年 2 月 第 1 版
印　　次：2024 年 2 月 第 1 次印刷
定　　价：60.00 元

四川大学出版社
微信公众号

前　言

门诊重要吗？答案是非常重要，而且是重中之重。门诊医师的个人性格、技术水平、沟通技巧和抗压能力都可能影响门诊服务水平。门诊的干预只要差之毫厘，就可能导致疗效谬以千里。

目前临床医学院的内科、外科教材已经进行过多次更新，专业教材有数十种，但是却没有门诊医学教科书。学科指一定科学领域或一门科学的分支，主要包括以下几点特性：有相对独立的组织形式、有相对独立的拓展领域、有相对独立进行科学实践与研究的场所、有不断发展的教学规划。门诊医学能满足以上所有要求，门诊有独立的实践场所和组织架构，有独特的知识体系，完全可以作为独立学科进行分类。但是，由于门诊需要多科人员定时坐诊，人员混杂，既往没有建立起能独立教学的学科体系，影响了整个门诊医学的学科发展。本书的作用就是尝试建立一个契机，抛砖引玉，促进今后门诊医学的规范化。

本书集合了四川大学华西医院 10 余位资深医务人员的门诊经验。编者团队包括内科、外科、急诊、心理和康复医学等专业的医师、护士和治疗师等门诊专家，尽可能全覆盖门诊医务人员。本书精心汇总了相关理论知识和实践经验，是门诊医务人员不可或缺的进阶宝典。本书分为学科篇和临床篇。学科篇从门诊医学的概念、组织架构、实践特点、处方管理到门诊医师精进都进行了系统阐述，归纳了门诊医学的学科体系。临床篇针对各科常见病进行了门诊实践的论述，详尽地对各常见病的门诊诊疗要点进行了系统分析，尽可能选择各科经典疾病进行引领性介绍。

希望本书有助于门诊医务人员的精进，可循序渐进地引导青年医师领略门诊医学的精彩。当然，各位同仁在参考此书内容时，一定要结合临床患者具体情况及环境条件。同时，由于篇幅有限、认知偏差和知识局限性，本书中遗漏和差错之处在所难免，望读者不吝赐教，以利后续修订。

屈 云

2023 年盛夏

目　录

学科篇

临　床　篇

学 科 篇

第一章　门诊医学概论

一、门诊医学的概念

门诊（out patient department，OPD）是医疗机构为不需要或尚未住院的人群进行疾病预防、诊断、治疗的一种方式，主要工作包括对患者的诊断和门诊治疗、对必要患者收进医院诊疗、对一般人群进行健康检查和预防接种、对孕妇的产前检查、对出院患者的随访等。

急诊是门诊的一部分，但由于其特殊性，被单独分离出来管理。门诊与急诊的最大区别是，门诊通常接诊病情表现较轻的患者，急诊主要接诊病情危急或自觉病情危急的患者。

门诊医学指对在门诊场所开展的独立医疗行为和操作进行研究的学科，是研究门诊环境中健康相关需求的病理、生理、心理和社会状态的发生、发展规律及其诊疗方法的一门临床学科。门诊医学是现代医学发展过程中的一门古老而又新兴的学科，其研究如何合理集中利用门诊资源，关注对就诊患者健康相关因素的全面认识，关注对就诊患者的诊疗、照护、关怀服务和医疗监测与处置，总结如何满足就诊患者的健康相关需求，组织对疑难危重就诊患者的多学科、多职系医疗会诊。

二、门诊医学的发展历程

在中国，门诊医学发展史是中华文化历史长河的一条支流。中国医学实践相关文献最早可追溯到 12 世纪，中医古籍虽有其历史局限性，但在不同程度上给予我们许多启示。

中医临床实践主要有两种方式：走医和驻医。由于早期社会人口分布稀疏，行走的医学服务（走医）是当时的重点。只有当较大的城市出现时，大量人口聚居，对医学服务的需求才会在一个地方大量出现，从而出现驻医。

因缺乏可靠的资料证实，尚难以确认何时开始出现专门的门诊医学机构。据《史记·扁鹊仓公列传》记载，西汉时已有太医的设置。古代的"门诊"一般就是大夫的家。在古代，大夫常常将自己的家分出一些厅堂、房间来设作医馆，供诊病和配药之用。医馆大都是提供售药、煎药、诊病等服务的综合体。医馆有时也称作医舍，是大夫提供门诊医疗服务的场所。

现代西医很大程度上建立在古希腊医学的基础上，提到古希腊医学必然要提到希波克拉底（Hippocrates），他被称为"西医学之父"。希波克拉底建立起古希腊医学传统，推崇直接的观察和客观的分析。西医是在明末清初传入中国的。西医知识，特别是解剖学知识对中国的医疗发展影响很大，一批由教会支持的医学院在各地兴建，同时还开设了门诊服务，有别于既往的医馆坐堂大夫门诊。这大大促进了中国医学门诊模式的变更和发展。

进入 21 世纪，随着社会对门诊服务需求的递增，我国门诊接诊量表现出突飞猛进的势头。据相关部门统计，2016 年中医类门诊部及诊所分别为 1912 个、43328 个，较 2012 年分别增长 57.0%、24.8%，全年中医门诊接诊量为 12478.4 万人次。在 2020 年参加调查的 34354 家医院中，全年门诊接诊量总计超过了 35.1 亿人次。国家统计局发布的《中华人民共和国 2022 年国民经济和社会发展统计公报》显示，截至 2022 年年末，全国共有门诊部（所）32.1 万个，全年总诊疗人次 84.0 亿人次，出院人数 2.5 亿人。这些数据说明门诊仍然是患者寻求医疗服务的主要场所，其重要性不言而喻。

随着我国医药卫生体制改革的逐步深入，医院面临着新的挑战与机遇，以患者为中心、以质量为核心、以满意度为根本的医疗服务会极大地促进门诊医学的发展。

三、门诊的分类

不同的模式下，门诊的分类方式有很多。

1. 按照干预目的和干预手段，门诊通常分为预防门诊、一般门诊、随访门诊、急诊等。

（1）预防门诊：对就诊患者进行预防性医疗行为的门诊，包括体检、健康咨询、疾病普查、婚前检查、预防接种、围产期保健、防癌普查、婴幼儿保健等门诊。

（2）一般门诊：对生理、心理或社会功能上表现异常或自觉异常的人群进行干预的门诊。一般门诊包括评估性门诊和专科门诊。评估性门诊包括术前麻醉门诊、诊断门诊、治疗干预性门诊等；专科门诊是为某类疾病专门设立的门诊，如心脏病门诊、骨伤科门诊、康复科门诊等。

（3）随访门诊：对经过诊疗的就诊患者的后续恢复情况进行持续干预和观察的门诊。随访门诊的工作包括对就诊患者疾病数据进行采集，可以为后续疾病的诊疗提供依据。

（4）急诊：对病情危急或自觉病情危急的就诊患者进行诊疗的门诊。急诊的就诊患者大部分病情危急，需要及时诊疗或迅速抢救。急诊也可以根据就诊患者病情进行短期留置观察，按照转归安排住院治疗或社区照护。按照相关部门规定，急诊应 24 小时开放。

2. 按照诊疗的疾病种类或特定人群，门诊可以分为全科门诊、老年门诊、妇产科门诊、儿科门诊、专科门诊、罕见病门诊等。

3. 按照坐诊医师职称和科室专业数量要求，门诊可以分为普通门诊、专家门诊和多学科综合门诊等。

4. 近年来，越来越多新兴的门诊服务在国内开展，主要包括以下几种。

（1）发热门诊：是我国在 2003 年严重急性呼吸综合征（sever acute respiratory syndrome，SARS）流行期间建立的，在此后的甲型 H1N1 流感、H7N9 禽流感、中东呼吸综合征等疾病流行期间发挥了重要作用。发热门诊的就诊患者有较强的急诊特性，但当前我国发热门诊基本不具备危重患者抢救条件，主要起诊断和分流作用。

（2）智慧门诊：在互联网技术应用持续深入的时代，大数据技术的各项应用使医疗行业发生了革命性的变化。运用基于人工智能的软件进行病情分析和智能决断，提升门诊工作效率，可缓解医院门诊的接诊压力，提升门诊服务水平，改进门诊接诊流程，缩短患者等待时间，减少人力物力成本。特别是随着健康医疗大数据的应用，智慧门诊已成为医疗行业发展的不可逆趋势。智慧门诊省去了大量传统就诊环节，大数据技术在患者就诊的各个环节都起到了重要作用。

（3）预约门诊：既往随来随看的门诊模式由于无法把控就医人数，门诊服务水平随着就诊人数的多少起伏不定，影响了患者的就医体验。为提高患者就医体验，预约门诊是国内医院发展的必然趋势。随着预约门诊的推广，门诊服务可以按需调节，充分体现了"以人为本"的思想。

（4）慢性病门诊：随着社会医疗保障政策的变化，门诊诊疗过程中对慢性病管理出现了常态化、低强度化和碎片化的需求，按照常规流程门诊挂号和就诊往往会挤占本就紧张的门诊资源。慢性病门诊顺势而生，对已经确诊的慢性病患者可以减少烦琐的门诊诊断过程，只是单纯调药和开药，可以大大缩短患者就诊过程，提高患者的就医体验。

（5）药学门诊：将药师加入门诊患者的疾病管理中，能够使患者在用药合理性、安全性、有效性和经济性等方面获益。我国已有多家医院开展药学门诊，已经获得了一定的成果。

（6）治疗师门诊：康复治疗师、视光治疗师、营养治疗师、心肺治疗师等专业人员也逐渐在门诊工作中体现出价值。

（7）护理门诊：护理门诊也是近年来门诊发展的一大特色。护理门诊的护理专家具有护理专业知识，掌握了全面的预防保健和临床理论知识，拥有丰富的临床实践经验、有效沟通及应急能力。特别是专科护理门诊，如脑卒中专科护理门诊可以充分发挥脑卒中专科护理技术在脑卒中防治及康复中的作用。

（8）特需门诊：随着人们生活水平的提高，对就医的需求也变得多样化，为一些有特殊就医需求的人群开设相关门诊，可发挥重要的普通门诊补充作用。特需门诊以便捷、高品质、全方位的服务，满足广泛的社会需求。

（9）多学科综合门诊：由于患者疾病的复杂性和疑难性，涉及多个学科的医学领域，需要由多学科的专家围绕某一患者来进行讨论，在综合各学科意见的基础上，为患者制订最佳的治疗方案。多学科综合门诊并不是简单的多科专家会诊对疾病进行诊断，而是需要综合考量、充分讨论，从多领域、多系统、多方面发现问题，并且及时进行干预，并评估治疗效果，调整治疗方案，体现以患者为中心的综合治疗模式。

（10）预防接种门诊：开展预防接种医疗行为的门诊。目前此类门诊主要在社区卫生服务中心开设。

（11）法医门诊：在医疗机构设立法医室或鉴定室，针对非住院伤者进行法医学鉴定及辅助诊疗咨询等。法医门诊是使用医学相关知识及法医学理论和技术手段为社会需求者服务的社会窗口。

（12）治疗门诊：包括能在门诊完成技术干预的换药室、缝合室、日间手术室、心理治疗室等。

（13）分时门诊：包括午间门诊、夜间门诊、假日门诊和碎片化门诊等。在新形势下，医疗模式改变和人们生活水平提高，人们看病的需求也发生了改变，不再是传统的上下午就诊，而是根据自己的时间来安排就诊时间，这些都对医院的门诊工作提出了更高要求。不同时间段开设的门诊，给医院带来了良好的社会效益和经济效益。

四、门诊架构设置

一般综合医院的门诊设有门诊办公室、接诊台、候诊区、临床诊断区、门诊治疗室、日间手术室、挂号收费室、患者分流区、采血室、放射室、彩超室、心电图室、超声心动检查室、药房及检验室等。部分医院门诊还专门配置安保及设备维护人员，如信息管理员、电梯管理员和安全监督员等。同时，门诊配置的医疗勤务体系是一个通信、协调和指挥医疗工作的中心。它配备有完善的网络系统、预约挂号系统和医疗组织协调系统等。

门诊整体技术力量较为雄厚，临床诊断区的各科医师一般具有高级或中级职称，临床经验丰富，可以处理常见疾病的诊疗工作。门诊各个科室整体综合素质高，各具学业专长，具有丰富的临床经验，都可独立提供相关疾病的接诊、体格检查、安排辅助检查、诊断、治疗等基本医疗服务。

门诊治疗室是为方便患者在门诊进行一般治疗而设置的，如输液、换药、腰椎穿刺、十二指肠引流、导尿等检查、治疗，都可以在门诊治疗室进行。部分医院设有门诊观察室，主要收住急诊已明确诊断，只需短期治疗、观察或暂时无法住院的患者，以及门诊手术或特殊治疗后需要观察的患者。留观时间一般在3～7天，最多不超过2周。

门诊场所内要求配置心电图机、心脏除颤仪、起搏器、供氧装置、喉镜、气管插管、人工吸痰器、吸引器及各种急救药品等生命体征监测与急救药品设备等。同时，需要专职人员承担呼吸心搏骤停患者的心肺复苏、创伤换药缝合和护理等工作。

门诊临床科室包括以下类型。

1. 专科门诊：按照国家综合医院分级标准设置，综合医院门诊部应该包括内科、外科、妇产科、儿科、中医科、眼科、耳鼻喉科、康复医学科、检验科、放射科、超声科和精神心理科等。每个大科室门诊又可分为很多小的亚专业门诊，如外科门诊可以分为普通外科、脑外科、胸外科、心脏外科、泌尿外科、肛肠外科、乳腺外科、烧伤科、骨外科门诊等，康复医学科门诊可以分为神经康复、骨科康复、疼痛康复、头痛康复、眩晕康复、卒中康复、心脏康复、呼吸肺康复、脊髓损伤康复和肿瘤康复门诊等。

2. 分级门诊：与住院部科室相对应设置门诊分科，同时根据职称、职系进行分类整合。

3. 综合门诊：基层医院一般采取综合门诊形式，如全科、大内科、大外科、康复科门诊等。

4. 特殊门诊：按照临床需求设置的专病专症门诊，如发热门诊、结核门诊、艾滋病门诊、戒烟门诊、营养门诊、睡眠门诊、疼痛门诊和儿童多动症门诊等。

（屈　云）

第二章　门诊流程

门诊流程包括两方面：一是患者如何完成门诊就诊，获得医疗帮助；二是医务人员如何在门诊场所内为就诊患者提供相关的医疗服务，还包括门诊诊疗后流程。本章主要介绍医务人员门诊接诊流程和门诊诊疗后流程，但医务人员也应熟悉所在医院的患者门诊就诊流程，必要时给予协助。下面以四川大学华西医院门诊流程为例进行论述，各级医院门诊可能包含以下所述流程的部分或全部内容。

一、医务人员门诊接诊流程

这部分主要介绍门诊医务人员的行为规范和接诊流程。

（一）预检分诊

门诊接诊流程首先是预检分诊。医院门诊要配备医务人员做好预检分诊工作，帮助患者正确选科，及时发现有传染性疾病的患者，防止门诊范围内的交叉感染，从而提高门诊工作效率和质量。

（二）指导患者挂号

1. 患者就诊时必须挂号。门诊挂号分为预约挂号及当天挂号。大部分医院可使用预约挂号，包括手机 APP、电话、微信公众号、官方网站和短信等便利途径。

2. 首诊患者需要建立门诊病历。医院可以免费提供《门诊病历本》或电子病历，患者只需在相应位置填写/输入姓名、性别、年龄、地址等一般项目。自助机提供电子病历自助打印业务，也可在就诊结束选择打印病历。

3. 现场挂号窗口应做到成年人和儿童分开、非传染性疾病患者与传染性疾病患者分开。有条件的医院可实行分科挂号，自费与公费分开，首诊与复诊分开，普通门诊、专家门诊、保健门诊与咨询门诊分开，也可实行按时间顺序

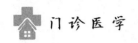

分段挂号等方式。

（三）指导患者候诊

1. 患者按照挂号就诊时间到相应诊室所在的候诊室候诊。

2. 门诊护士要维持好候诊室的秩序，告诉患者等候次序，安排患者依次就诊，必要时可以提前完成就诊前的检查，如测体温、脉搏、呼吸频率、氧饱和度、血压、视力等。

3. 门诊护士可对病情危重的患者及时安排优先就诊，回答患者提出的相关问题，对需进行特殊检查或转科转院的患者进行指导和处理，对可疑传染性疾病患者采取及时措施，对患者进行健康宣教，保持门诊环境的有序、安静和卫生。

（四）接诊

1. 门诊护士按挂号顺序将患者依次分配到相应诊室就诊。

2. 每位医师每次接诊一位患者，其他患者不得入内，病情较重或叙述病史有困难者可允许一位陪同者入内。

3. 医师接诊患者前及接诊完每一位患者后都要洗手。要耐心听取患者的病史陈诉和进行认真的体格检查，必要时安排相应的实验室检查和特殊检查。

4. 医师根据患者病情和检查结果做出初步诊断，认真书写门诊病历，做到简明扼要、明确清楚、内容规范、项目齐全。

5. 医师应向患者清楚且如实地说明治疗意见，在征得患者同意后才能予以治疗（包括手术）或开出处方。

6. 医师对疾病诊断有疑问，可嘱患者复诊复查，或请上级医师会诊，或进行疑难病例讨论直至患者转科转院。

7. 对于病情复杂或较重，门诊难以做出有效处理者，应收住院。

8. 对于需出具疾病诊断证明书者，应由门诊部统一盖章，以保持诊断证明书的严肃性。

（五）医技科室检查和治疗

1. 患者需要进行实验室检查、影像学检查、电生理检查（心电图、脑电图、肌电图等）、内镜检查、门诊小手术、注射、清创换药、理疗、针灸等检查和治疗时，医师必须开出检查申请单或治疗申请单。

2. 医师应向患者交代检查或治疗前的准备及注意事项，对个别要预约的检查或治疗项目应予以说明，并告知预约地点、流程，以及报告单领取地点、时间等。

（六）药物发放

1. 医师必须严格执行处方制度，处方内容齐全，书写端正清楚，不得涂改（有涂改时医师要在涂改处签名或加盖专用签单）。

2. 药剂科不得擅自修改处方，凡毒、麻、限、剧药物处方要严格按照毒、麻、限、剧药物管理制度和麻醉药物管理办法执行。医师要告知患者所开处方的内容和用途。

3. 药剂科发放药物前要认真查对，并向患者说明用法和注意事项。

二、门诊诊疗后流程

患者完成门诊诊疗后，门诊医师可以安排患者后续随访、离院、留院观察、入院或转院等。

1. 经诊疗后，大多数患者可离院回家，但对于病情较重或诊断不明需进一步观察病情变化的患者，门诊医师可根据患者病情和病房病床情况，做出转门诊观察室观察或入院的处理决定。必要时开具住院通知单，指导患者办理入院手续。

2. 对于需要转院治疗的患者，门诊医师要开具转院意见书，并提出转向何地、何院的建议。

（屈　云）

第三章　门诊首诊实践

一、首诊问诊方式

问诊是病史采集的主要手段，指首诊医师采用对话方式，向患者及知情者询问疾病的发生、发展情况和现在的症状、治疗经过等，以诊断疾病的方法。

1. 主诉式问诊：首诊医师通过对患者或相关人员的系统询问来获取病史资料，经过综合分析而做出临床判断的一种问诊方法。主诉式问诊包括一般项目、主诉、现病史、既往史、系统回顾、个人史、婚姻史、月经史与生育史、家族史等9个方面。现病史是病史中的主体部分，记述患者患病后的全过程，即发生、发展、演变和诊疗经过。现病史包括主诉病症的所有相关表现，如起病情况与患病时间、主要症状的特点、病因与诱因、病情的发展与演变（加重或减轻因素）、伴随症状、诊疗经过、病程中的一般情况、鉴别诊断。

2. 系统性问诊：全部系统的回顾，包括呼吸系统、血液系统、循环系统、内分泌及代谢系统、消化系统、神经系统、泌尿系统、肌肉骨骼系统等的详细情况。

3. 康复性问诊：主要是了解患者既往的功能障碍，以及希望达到的长期目标、短期目标，沟通康复方案的选择等。

4. 探求式问诊：主要是基于临床经验，针对一个关键问题，进行不断深入探求，验证诊断的过程。患者很少一次发病表现出所有典型症状，或容易忽略微小的病理性改变，首诊医师必须主次分明地围绕预判诊断进行仔细的针对性问诊，逐渐补充完善患者的发病全过程表现，奠定诊断的基石。

5. 撒网式问诊：部分患者体征和发病表现不典型，不能支撑临床诊断。首诊医师只能反复研究可能相关的问题，问诊内容尽可能全面，通过广撒网，发现有利于诊断的依据。

6. 追踪式问诊：疾病的发生、发展有一定的规律，早期虽然患者有自觉症状，但由于辅助检查手段的局限性，往往首诊医师不能很快地判定诊断结果。这个时候，临床经验和时间验证就是最好的诊断方法。

二、首诊问诊内容

首诊问诊内容包括一般项目、主诉、现病史、既往史、个人史、月经史、婚姻史、生育史、家族史等。首诊问诊一定要有策略，不可能像对住院患者一样完成全部的问诊，要掌握探求式问诊和追踪式问诊策略，快速对患者病情做出初步诊断，为后续安排辅助检查或住院提出甄别建议。

（一）一般项目

一般项目包括姓名、性别、年龄、民族、职业、婚否、籍贯、工作单位、现住址、既往入院日期、记录日期、病史陈述者及可靠程度等。若病史陈述者并非本人，则应注明其与患者的关系。记录年龄时应填写实足年龄，不可以"儿童"或"成年人"代替，因为年龄本身亦具有诊断参考意义。

（二）主诉

主诉是患者就诊时陈述的感受最明显或最痛苦的主要症状及其持续时间。主诉应言简意明，用1、2句话全面概括，并注明从疾病发生到就诊的时间。主诉通常是患者就诊的主要原因，也是疾病的主要矛盾。准确的主诉可以帮助医师判断疾病的大致类别、病情的轻重缓急，并为调查、认识、分析、处理疾病提供重要线索，具有重要的诊断价值。

主诉包括不同时间出现的几个症状时，则应按症状发生的先后顺序排列。一般主诉所包含的症状只能是1个或2、3个，不能过多。记录主诉时，文字要准确、简洁明了，不能烦琐、笼统、含糊其词；不能使用正式病名作为主诉；不能记录疾病演变过程。

（三）现病史

现病史是整个疾病史的主要组成部分，了解现病史可以帮助医师分析病情，摸索疾病的规律。现病史包括疾病的发生、发展及演变的全过程，主要包括以下几个方面。

1. 起病情况（缓急）与患病的时间（生病多久）。

2. 主要症状的特点，包括所在的部位、放射区域、性质、发作频率、持续时间、强度、加重或缓解的因素。

3. 发作原因与诱因。

4. 病情的发展与演变（按时间顺序记录，包括主要症状的发展和其他有关症状的情况）。

5. 伴随症状。

6. 诊断、治疗经过（药物、剂量、疗效等）。

7. 患病以来的一般情况（精神状态、食欲、体重改变、睡眠及大小便等情况）。

8. 归纳、小结，再度核实。

（四）既往史

既往史包括既往健康状况，可作为诊断现有疾病的参考，记录顺序一般按年、月的先后排列。既往史一般包括如下方面。

1. 患者既往的健康状况。

2. 曾患疾病（包括各种传染性疾病），特别是与现患疾病有密切关系的疾病史，如针对冠状动脉粥样硬化性心脏病患者，应询问过去是否有过高血压、糖尿病等。记录时应注意不要和现病史混淆。

3. 外伤、手术、意外事故和预防接种史。

4. 过敏史（药物、食物及环境因素）。

5. 居住或生活地区的主要传染性疾病和地方病也应记录于既往史中。

（五）个人史

个人史指与健康和疾病有关的个人经历，包括如下方面。

1. 社会经历：包括出生地、居住地区和居住时间（尤其是疫源地和地方病流行区）、受教育程度和业余爱好等。

2. 职业及工作条件：包括工种、劳动环境、工业毒物接触情况及时间。

3. 习惯与嗜好：包括起居与卫生习惯，饮食的规律与质量，烟酒嗜好与摄入量等。

4. 冶游史：有无不洁性交，是否患过淋病、尖锐湿疣、硬下疳等。

（六）月经史

月经史指女性患者的月经情况，主要包括初潮年龄，月经周期，经期天数，经血的量和色，经期症状，有无痛经、白带，末次月经日期、闭经日期，绝经年龄等。

（七）婚姻史

询问患者婚姻情况（如未婚或已婚）、结婚年龄、配偶健康状况、性生活情况、夫妻关系等。

（八）生育史

生育史指患者的生育状况，包括妊娠与分娩次数和年龄，人工流产或自然流产的次数，有无早产、死产、手术产、产褥感染及计划生育状况等。男性患者应询问有无生殖系统疾病。

（九）家族史

家族史指患者家族中有关成员的健康状况等，包括如下内容。

1. 父母（儿科还应包括祖父母、外祖父母）的年龄及健康状况。

2. 配偶的年龄和健康状况。

3. 兄弟、姐妹的年龄和健康状况。

4. 子女的年龄和健康状况。

5. 家族是否有人患有与患者同样的疾病，家族中有无与遗传有关的疾病，如白化病、血友病、先天性球形细胞增多症、糖尿病、家族性甲状腺功能减退症、精神病等。对已死亡的直系亲属要问明死因与年龄。有些遗传性疾病的家族史还应询问某些非直系亲属的情况。

（十）系统回顾

在询问既往史之后，为避免问诊过程中患者或医师忽略或遗漏有关内容，最后收集1次病史资料。方法是按身体的各系统详细询问可能发生的疾病，也就是系统回顾。系统回顾可以帮助医师在短时间内扼要地了解患者的某个系统是否发生过疾病，以及这些发生过的疾病与本次疾病之间是否存在因果关系。现病史或既往史中已提及的项目应避免重复。应记录阳性和有临床意义的阴性项目。系统回顾问诊提要如下。

1. 呼吸系统：咳嗽的性质、发生和加剧的时间，咳嗽程度、频率与气候变化及体位的关系。咳痰的特点、颜色、黏稠度和气味等。咯血的性状、颜色和量。呼吸困难的性质、程度和出现的时间。胸痛的部位、性质，以及与呼吸、咳嗽、体位的关系。有无畏寒、发热、盗汗、食欲减退等。有无与肺结核患者密切接触史。了解患者职业性质、工作环境和居住条件，是否吸烟和吸烟量。

2. 循环系统：心悸发生的时间与诱因，心前区疼痛的性质、程度及出现和持续的时间，有无放射、放射的部位，引起疼痛发作的诱因和缓解方法。呼吸困难出现的诱因和程度，发作与体力活动和体位的关系，有无咳嗽、咯血、咯痰等。水肿出现的部位和时间，有无腹水、肝区疼痛、头痛、头晕、晕厥等。既往是否有过类似的症状。有无高血压、动脉硬化、心脏疾病等。

3. 消化系统：有无口腔疾病、食欲减退、嗳气、反酸、腹胀、腹痛、腹泻，以及其出现的缓急、程度、持续时间及进展情况。上述症状与食物种类、性质的关系及有无精神因素的影响。呕吐发生的时间、诱因、次数，呕吐物的内容、量、颜色及气味。呕血的量及颜色。腹痛的部位、程度、性质和持续时间，有无规律性，是否向其他部位放射，与饮食、气候及精神因素的关系，按压后疼痛是否减轻或加重。排便次数，大便颜色、性状、量和气味。排便时有无腹痛和里急后重，是否伴有发热与皮肤黏膜黄染。体力、体重的改变，饮食卫生及习惯，有无饮酒嗜好及摄入量等。

4. 泌尿系统：有无排尿困难、尿痛、尿频、尿急，尿量（夜尿量）多少，尿的颜色（洗肉水样或酱油色等）、清浊度，有无尿潴留及尿失禁等。是否有腹痛，腹痛的部位，有无放射痛。既往有无咽炎、高血压、水肿、出血等病史。有无铅、汞化学毒物中毒史。外生殖器有无溃疡、皮疹，有无性功能障碍。

5. 造血系统：有无乏力、头晕、视物模糊、耳鸣、烦躁、记忆力减退、心悸、舌痛、吞咽困难、恶心、食欲异常（异嗜症）。皮肤黏膜有无苍白、黄染、出血点、淤斑、血肿，有无淋巴结、肝、脾肿大及骨骼痛等情况。营养、消化和吸收情况。有无药物、毒物、放射性物质接触史。

6. 代谢及内分泌系统：有无畏寒、怕热、多汗、乏力、头痛、视物模糊、心悸、食欲异常、烦渴、多尿、水肿等；有无肌肉震颤及痉挛；性格、智力、体格、性器官的发育，骨骼、甲状腺、体重、皮肤、毛发的改变。有无外伤、手术、产后出血。

7. 神经系统：头痛的部位、性质、时间，有无失眠、嗜睡、记忆力减退、意识障碍、晕厥、痉挛、瘫痪、视物模糊、感觉及运动异常、性格失常、感觉与定向障碍。如疑有精神状态改变，还应了解情绪、思维过程、智能、自知力等情况。

8. 运动系统：有无肢体肌肉麻木、疼痛、痉挛、萎缩、瘫痪等。骨骼发育情况，有无畸形、关节肿痛、运动障碍、外伤、骨折、关节脱位、先天性缺陷等。

（十一）结束

1. 讨论出健康的措施，如减少不良嗜好，注意牙齿保健、饮食卫生等。

2. 让患者提出并讨论任何附带问题，如患者对疾病的看法、就诊的期望等。

3. 讲明医师和患者下一步该进行的工作及各工作时间安排（进一步的诊断和治疗计划）。

三、首诊一般体格检查

首诊一般体格检查主要包括四诊法，按照专科性质，可以有不同的偏重，如西医内科的视、触、叩、听（或望、扪、扣、听）四诊法，中医内科的望、闻、问、切四诊法，康复医学科和外科的视、触、动、量四诊法等。四诊法是收集临床资料的主要方法，而收集临床资料要求客观、准确、系统、全面、重点突出，这就要求必须做到四诊并用、四诊并重、四诊合参。

体格检查是医师对患者的基本情况进行初步了解的重要方法，一般门诊医师使用视、触、叩、听四诊法。

视诊主要是通过看来分析患者的基本情况，对眼球结膜、体表及面部表情等做出初步判断。视诊需观察患者的发育、营养、意识状态、面容与表情、体位、皮肤与黏膜，对外观的观察包括患者的头发与头皮、头颅形态、眼、耳、鼻、口咽、颈部、胸廓、乳房、脊柱、腹部、四肢形态等。

触诊是医师通过触觉来对患者的身体状况进行检查的过程，如全身淋巴结是否肿大，有无淋巴结、腹部压痛等都靠触诊来进行判断。

叩诊主要用于判断心脏和肺部的基本情况，也可以通过叩诊时腹部出现鼓音还是浊音来判断有无腹水等。

听诊是利用听诊器，对心脏、肺、腹部等的声音进行判断。

四诊法可初步对患者身体状况进行检查，有时候还要进行实验室检查和特殊检查才能做出最终的基本判断。

四、首诊专科体格检查

针对不同科室就诊的门诊患者，有时还需要进行专科体格检查，各科室的专科体格检查内容不同。例如，康复医学科一般包括以下几个方面的专科体格检查。

1. 意识状态：一个人神志清醒的程度，即人对周围环境和自身状态的认知与觉察能力，是大脑高级神经中枢功能活动的综合表现。意识状态决定患者是否能配合体格检查，需要通过专门手段或量表进行评估。

2. 听理解：是意识语言筛查的一部分，可评估后续康复治疗效果。如完全性失语患者往往上肢精细运动恢复困难、感觉性失语患者无法进行准确的感觉评估和治疗等。

3. 视理解：如果患者有听理解障碍，视命令指导就是最佳的信息输入方法。

4. 语言表达能力：患者的语言表达能力是医患双向交流的关键之一。

5. 认知：个体认识客观世界的信息加工活动，也可以称为认识，是人认识外界事物的过程，或者说是对作用于人的感觉器官的外界事物进行信息加工的过程。认知包括感觉、知觉、记忆、思维、想象、言语。常用认知综合评估量表包括简明精神状态检查量表（mini-mental state examination，MMSE）、蒙特利尔认知评估量表（Montreal cognitive assessment，MoCA）等，均可以在患者听理解正常时使用。

6. 神经系统：主要包括 12 对颅神经检查。

7. 腱反射和病理征：通过腱反射和病理征可以更好地分辨中枢神经系统或周围神经损伤，是否出现脊髓节段性病理改变。

8. 功能：主要包括运动功能、感觉功能、吞咽功能、心肺功能、心理功能、日常生活能力、社会支持力等的评估。社会支持力在这里主要指家庭和社会对患者康复治疗的支持力度。

9. 并发症：包括疾病后出现的疼痛、血栓、创口情况等，也包含大小便功能障碍，主要表现为大小便的次、量、性、状等的异常。

五、门诊六定思路

四诊法简便易行、适用范围广，常能提供重要的诊断资料和线索，有时仅通过四诊法就可明确一些疾病的诊断，但四诊法又是一种常被忽略的诊断和检查方法。只有将四诊法与其他检查方法紧密结合起来、将局部征象与全身表现结合起来，门诊医师才能发现并确定具有重要诊断意义的临床征象。门诊医师需要对患者进行疾病特性的确定，主要包括以下六方面的特性（六定思路）。

1. 定位：确定疾病的损伤部位。
2. 定性：确定疾病的损伤性质。
3. 定量：确定疾病的损伤程度。
4. 定依从性：确定患者在治疗中的配合程度。
5. 定潜力：确定患者可能恢复的功能类型和程度。
6. 定预后：确定患者最终的预后。

（屈　云）

第四章　门诊辅助检查

一、辅助检查的概念

辅助检查是医务人员进行医疗活动、获得有关资料的方法之一。辅助检查包括实验室检查、病理学检查、X线检查、心电图检查、脑电图检查、心电向量图检查、超声检查、放射性核素检查、心音图检查、脑电阻图检查、内镜检查、CT检查、MRI检查等。这些检查方法已广泛应用于临床，使一些早期、隐匿性疾病的诊断水平得到提高。

辅助检查有时是一些疾病诊断的"金标准"，如一些肿瘤的良恶性主要靠病理学检查确定。辅助检查可以为医师提供更多的信息，从而帮助医师更准确地诊断疾病。因此，辅助检查在诊断疾病中起着重要的作用。

二、辅助检查的分类

辅助检查的分类争议较人，主要分类方法包括以下几种。

1. 按照特殊性分类：分为常规辅助检查（一般辅助检查）和特殊辅助检查。

2. 按照场所分类：分为实验室辅助检查、影像科室辅助检查、超声科室辅助检查、心电图室辅助检查、骨密度室辅助检查等。

3. 按照用途分类：分为血象指标、影像指标、运动指标、感觉指标、语言声学指标等。

4. 按照检查方法分类。

（1）放射科检查：头部常规X线检查、胸部常规X线检查、腹部常规X线检查、盆腔常规X线检查、四肢常规X线检查、脊柱常规X线检查、消化系统造影、生殖系统造影等。

（2）临床寄生虫检查。

（3）磁共振成像（magnetic resonance imaging，MRI）。

（4）病理学检查。

（5）心电图室相关检查：常规心电图、药物试验心电图、负荷试验心电图、动态心电图等。

（6）介入性检查：动脉造影术、全脑血管造影术、冠状动脉造影术等。

（7）核医学检查。

（8）超声影像学检查。

（9）临床实验室检查：血常规（红细胞计数、白细胞计数、白细胞分类计数、嗜酸性粒细胞直接计数等）、体液及排泄物检查（小便常规、大便常规、脑脊液检查等）、临床生化检查（血糖、钾、钠、氯等检查）、临床免疫学检查等。

（10）临床微生物检查。

（11）CT 检查：CT、螺旋 CT、CT 血管成像（CT angiography，CTA）、正电子发射计算机体层成像（positron emission tomography and computed tomography，PET−CT）等。

5. 按照使用设备分类。

（1）普通设备检查：叩诊锤、听诊器、血压计、检眼镜、内耳镜等检查。

（2）专用设备检查：使用放射设备、彩超等影像设备、磁共振设备的检查，以及骨穿、胸穿、腰穿等检查手段。康复医学中的动态平衡检查、运动诱发电位检查、肌电图检查及工作能力评估等也是专用设备检查。

6. 按照检查分科及检查方法分类。

（1）常规检查：血常规、生化 1（肝功能＋肾功能＋酶学＋血脂）、生化 4（钾、钠、氯、钙、镁、锌、铁等电解质）、大便常规＋隐血试验、全自动尿液沉渣定量分析（小便常规）、凝血功能检查、输血前全套、12 导联常规心电图等。

（2）彩超检查：常规超声心动图、腹部彩超、上肢静脉彩超、下肢静脉彩超、腹部静脉彩超、颈动脉彩超、经颅动脉彩超、泌尿系统彩超、上肢动脉彩超、下肢动脉彩超、腹部动脉彩超等。

（3）影像学检查：各部位 CT、MRI 等检查。内镜检查是辅助检查中常用的影像学检查方法，它可以直接观察患者的内部组织，从而帮助医师更准确地诊断疾病。内镜检查可以检查胃肠道、肝、胰腺等内部组织，可以检查消化道疾病、肝疾病等。

（4）细菌感染相关指标检查：降钙素原等因子、红细胞沉降率、炎性因子

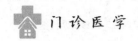

等检查。

（5）真菌感染相关指标检查：真菌 G 试验、曲霉菌半乳甘露聚糖抗原试验（GM 试验）等。

（6）感染相关培养：痰培养（培养与药敏）、咽试纸细菌培养、痰涂片（涂片查细菌、真菌、分枝杆菌）、尿培养（培养与药敏）、血培养（培养与药敏＋厌氧菌培养）等。

（7）骨质疏松检查：双能 X 线检查（髋部、腰部），骨代谢相关指标包括 25－羟基维生素 D、β－胶原降解产物、骨型碱性磷酸酶、甲状旁腺激素、血清骨钙素 N 端中分子片段等。

（8）疼痛相关检查：热成像、近红外成像等。

（9）基因检测：基因检测目的包括疾病诊断和疾病风险预测。基因检测项目包括遗传性肿瘤基因检测、遗传性携带者基因检测、遗传性皮肤类疾病基因检测、遗传性眼科疾病基因检测、精准用药基因检测、心脑血管类疾病基因检测、神经系统疾病基因检测等。

（10）病理学检查：病理学检查可以检查患者的组织样本，从而帮助医师更准确地诊断疾病。病理学检查可以检查组织样本中的细胞、结构等，可用于诊断肿瘤、炎症等疾病。

三、辅助检查的局限性

辅助检查是在一定的环境条件下借助科学仪器或化学试剂进行的检查，所得的结果受许多复杂因素的影响，因而难免有其局限性。大多数人往往只看到辅助检查的优势，而忽略了辅助检查的局限性，如辅助检查费时、设备昂贵、检查费用高。而且，辅助检查在技术上存在遗漏，即系统误差。

任何一种辅助检查，无论其功能多么精确，所得出的结果都不可能绝对准确。患者及疾病本身等复杂的因素，仪器本身在操作过程中发生的误差，检查项目的适应范围等会影响结果的准确性。除了设备的系统误差降低检查的精确性，还有试剂的纯度及实际效价，试剂的批次、温度、原材料来源地、厂家因素等均会影响最终检查结果。通过测算，不同的厂家设备、试剂盒，不同的地理环境和检查人员可能对同一标本产生 20％以上的误差，其结果可能对临床诊断毫无价值。检查人员的操作水平差异也影响了检查结果的准确性，故不同医院的检查结果的互认比较困难。

CT、MRI 大多采取断层扫描，扫描间隔 1cm 左右，如果包块等病灶小于

1cm，可能位于两个扫描断层图形之间，容易被遗漏和忽略。

细胞学检查常被看作重要的诊断依据。在细胞学检查中，由于细胞本身的变异或检查人员的技术水平，可能把正常变异的细胞看作病理性细胞。同样一种细胞形态的变化，两个检查人员的诊断意见可能各异。同一个样本，同一个检查人员在不同的时间进行诊断，也可能出现两种结果。临床上，细胞学检查的诊断率也仅有 80％，不同检查人员之间差异发生率高达 60％。因此，虽然辅助检查结果有其普遍的诊断意义，但是如果对其局限性认识不足，或者完全依赖于检查结果，就很容易导致误诊。

疾病的发生、发展和变化是连续的，疾病对机体生理功能的危害作用是持续的，而辅助检查却只是一时的、间断的、非连续的反映，其结果只是疾病的瞬间表现，而不能反映疾病发生、发展和变化的全过程，各种辅助检查所显示的指标有着明显的时间性和阶段性，或者仅是疾病的某一特殊时期的反映，只能代表疾病本质的一部分，而不能代表其全部，其局限性是显而易见的。

辅助检查应该只是辅助的检查，一般只提供参考性的临床资料。辅助检查提供的数据可能与实际情况有一定的差距。当辅助检查出现假阴性结果时，否定了疾病的存在，医师容易失去警惕性，而忽视进一步的观察治疗，致使病情恶化。当辅助检查出现假阳性结果时，医师又会认为疾病确实存在，便盲目地施以治疗，导致误诊误治。这些都是由不能正确认识辅助检查造成的。据统计，因辅助检查造成误诊者占临床误诊总数的 11％～25％。可见辅助检查虽然对确定正确的诊断是不可缺少的，但若应用不当，也会成为临床误诊的一个原因。

四、辅助检查的应用原则

临床上，应根据疾病的诊断指征，有目的地选择必要的辅助检查项目。该做的辅助检查一定要做，否则是失职行为，不该做的辅助检查坚决不做。

辅助检查的应用原则是简单检查先于复杂检查、无害性检查先于有害性检查、费用少的检查先于费用高的检查。这个应用原则不仅符合医学目的，也符合患者的利益。不能因为非医学原因，而超越流程去做更高一级的检查。对于某些新的检查手段，在没有把握的情况下不能随意乱用。

（屈　云）

第五章 门诊处方管理

一、门诊处方的概念

处方指由注册的执业医师和执业助理医师（简称医师）在诊疗活动中为患者开具，由取得药学专业技术职务任职资格的药学专业技术人员（简称药师）审核、调配、核对，并作为患者用药凭证的医疗文书。

门诊处方指由医师在门诊场所内给患者开具的处方。

门诊处方必须符合 2007 年 5 月 1 日起施行的《处方管理办法》的相关规定。

二、门诊处方的作用和时效性

处方是医师对患者用药的书面文件，是医嘱的载体和文字表现。医师应当根据医疗、预防、保健需要，按照诊疗规范，药品说明书中的药品适应证、药理作用、用法、用量、禁忌证、不良反应和注意事项等开具处方。开具医疗用毒性药品、放射性药品的处方应当严格遵守有关法律、法规和规章的规定。

（一）门诊处方的作用

1. 医嘱作用：发给患者药剂的书面文件。
2. 法律责任：由处方造成的医疗事故，医师或药师均负有法律责任。
3. 技术作用：处方写明了药品名称、数量、剂型及用法用量等，保证了药剂的规格和安全有效。
4. 经济作用：按照处方检查和统计药品的消耗量及经济价值，尤其是贵重药品、毒性药品和麻醉药品，作为报销、采购、预算和成本核算的依据。

（二）门诊处方的时效性

处方开具当天有效。医师利用计算机开具、传递电子处方时，应当同时打印出纸质处方，其格式与手写处方一致；打印的纸质处方经医师签名或加盖专用签章后有效。药师核发药品时，应当核对打印的纸质处方，无误后发给药品，并将打印的纸质处方与电子处方同时收存备查。

三、门诊处方权的获得方式

经注册的执业医师在执业地点取得相应的处方权。执业助理医师开具的处方经执业医师签名或加盖专用签章后方有效；但在乡镇、村医疗机构独立从事一般的执业活动的执业助理医师，可以在注册的执业地点取得相应的处方权。

医师在注册的医疗机构签名留样或专用签章备案后，方可开具处方。

医师经考核合格后可取得麻醉药品和第一类精神药品的处方权。药师经考核合格后可取得麻醉药品和第一类精神药品调剂资格。

试用期人员开具处方，经所在医疗机构有处方权的执业医师审核并签名或加盖专用签章后方有效。

进修医师由接收进修的医疗机构对其胜任本专业工作的实际情况进行认定后授予相应的处方权。

四、门诊处方的书写规范

（一）门诊处方格式

1. 前记：包括医疗、预防、保健机构名称，处方编号，费别，患者姓名、性别、年龄，门诊或住院病历号、科别或病室和床位号，临床诊断，开具日期等，并可添列专科要求的项目。麻醉药品和第一类精神药品处方还应当包括患者身份证号，代办人姓名、身份证号。

2. 正文：以 Rp. 或 R. （拉丁文 Recipe 的缩写）标示，分列药品名称、剂型、规格、数量、用法用量等。

3. 后记：医师签名或加盖专用签章，药品金额以及审核、调配、核对、发药的药师签名，计价员签名以示负责，签名必须签全名。

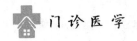

（二）门诊处方书写规则

1. 处方记载的患者一般项目应清晰、完整，并与病历记载一致。

2. 每张处方只限 1 名患者的用药。

3. 处方字迹应当清楚，不得涂改。如有修改，必须在修改处签名或加盖专用签章及注明修改日期。

4. 处方一律用规范的中文或英文名称书写。医疗、预防、保健机构或医师、药师不得自行编制药品缩写名或使用代号。书写药品名称、剂量、规格、用法、用量要准确规范，不得使用"遵医嘱""自用"等含糊不清的字句。

5. 患者年龄必须写实足年龄，婴幼儿写日、月龄。必要时，婴幼儿要注明体重。西药和中成药可以分别开具处方，也可以开具一张处方，中药饮片应当单独开具处方。

6. 西药、中成药处方，每种药品须另起一行。每张处方不得超过 5 种药品。

7. 中药饮片处方的书写，可按君、臣、佐、使的顺序排列；药物调剂、煎煮的特殊要求注明在药品的后上方，并加括号，如布包、先煎、后下等；对药物的产地、炮制有特殊要求，应在药名之前写出。

8. 用量：一般应按照药品说明书中的常用剂量使用，特殊情况需超剂量使用时，应注明原因并再次签名或加盖专用签章。

9. 为便于药师审核处方，医师开具处方时，除特殊情况外必须注明临床诊断。

10. 开具处方后的空白处应画一斜线，以示处方完毕。

11. 处方医师的签名式样和专用签章必须与在药学部门留样备案的式样一致，不得任意改动，否则应重新登记留样备案。

12. 医师开具处方应当使用经药品监督管理部门批准并公布的通用药品、新活性化合物的专利药品名称和复方制剂药品名称。

13. 药品剂量与数量用阿拉伯数字书写。剂量应当使用法定剂量单位：重量以克（g）、毫克（mg）、微克（μg）、纳克（ng）为单位；容量以升（L）、毫升（mL）为单位；有些以国际单位（IU）、单位（U）为单位；中药饮片以克（g）为单位。片剂、丸剂、胶囊剂、颗粒剂分别以片、丸、粒、袋为单位；溶液剂以支、瓶为单位；软膏及乳膏剂以支、盒为单位；注射剂以支、瓶为单位，应当注明含量；中药饮片以剂为单位。

14. 门诊处方一般不得超过 7 天用量；急诊处方一般不得超过 3 天用量；

对于某些慢性病或特殊情况，处方的药品总量可适当增加，但医师应当注明理由。

15. 麻醉药品、精神药品、医疗用毒性药品、放射性药品的处方用量应当严格按照国家有关规定执行。开具麻醉药品处方应有病历记录。

五、门诊处方的管理制度

《处方管理办法》正式施行后，医师在开具处方时需遵守相关规定。

1. 门诊处方原则上不得涂改，如有涂改，处方人必须在涂改处签名或加盖专用签章以示负责。

2. 门诊处方要求使用规范的缩写符号。

3. 门诊以红黄绿白区分处方，处方由各医疗机构按规定的格式统一印制，其中麻醉药品处方、急诊处方、儿科处方、普通处方的印刷用纸应分别为红色、黄色、绿色和白色，并在处方右上角以文字注明。

4. 处方必须用规范的中文或英文名称书写，医院或医师不得自行编制药品缩写名或用代号。书写药品名称、剂量、规格、用法、用量要准确规范，药品剂量与数量一律用阿拉伯数字书写。西药、中成药、中药饮片处方要分别开具，其中西药和中成药处方每张不得超过 5 种药品。

5. 门诊处方可以是电子版的，但是只有在医师签名或加盖专用签章后打印出来才有效。

6. 门诊处方不得限制患者的购药地点。为降低患者的就医成本，规定除医疗用毒性药品、精神药品、麻醉药品及戒毒药品外，医院不得限制患者持处方到其他医院或者药店购药。

六、门诊处方的常用缩写

门诊处方的常用缩写见表 5-1。

表 5-1　门诊处方的常用缩写

类型	缩写	意义
处方头标示	Rp. 或 R.	取或授予
	Sig. /S.	用法

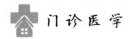

类型	缩写	意义
剂型	Tab.	片剂
	Inj.	注射剂
	Sol.	溶液
	Emp.	贴膏剂
	Cap.	胶囊
	Ung.	软膏
	Syr.	糖浆
	Aq.	水剂
	Mist.	合剂
	Tr.	酊剂
	Lot.	洗剂，擦剂
数量单位	g（或不写）	克
	mL 或 cc	毫升
	mg	毫克
	μg	微克
	IU	国际单位
	U	单位
	i，ii，iii	1，2，3
	♯	片，个，粒
	caps	片，（胶囊）个
	tabs	片
	gtt	滴

类型	缩写	意义
服用间隔	qd	每天 1 次
	bid	每天 2 次
	tid	每天 3 次
	qid 或 4id	每天 4 次
	q2h	每 2 小时 1 次
	q4h	每 4 小时 1 次
	q8h	每 8 小时 1 次
	qod	隔天 1 次
	qw	每周 1 次
	prn	必要时服用（可重复）
	sos	必要时服用（用 1 次）
	ad lib	随意服用，任意时间
	st 或 stat	立即使用
服用时间	ac	饭前服用
	pc	饭后服用
	int	两餐之间服用
	hs	睡前服用
给药途径	h 或 ih	皮下注射
	v 或 iv	静脉注射
	m 或 im	肌内注射
	po	口服
	ivgtt	静脉滴注
	us ent	外用

（屈　云）

第六章　门诊病历规范

一、门诊病历的概念和书写特点

门诊病历是医务人员在门诊医疗活动过程中形成的文字、符号、图标、影像、切片等资料的总和。

目前，我国暂无统一的门诊病历规范。由于门诊医学的特殊性，为保证门诊的医疗工作顺利开展，应实现门诊病历全覆盖，可先根据 2010 年 3 月 1 日起施行的《病历书写基本规范》制定各病种病历模板，再根据患者实际情况进行修改、补充和完善。

门诊病历书写一般有以下特点。

1. 高效：充分体现门诊时间紧、任务重、诊疗时间有限的特点。

2. 完整：要将关键、重要并有诊断价值的信息完整记录。

3. 便捷：应该采用能够快速地完成相关信息的记录技术，如计算机辅助技术、音频转文字技术、辅助材料快速录入技术和特征体征采集技术等。

4. 规范：应实现门诊病历结构式管理，提高记录标准化要求。

二、门诊病历的基本要求

按照《病历书写基本规范》，门诊病历应符合以下几点基本要求。

1. 门诊病历应该适用于当地各医疗机构。

2. 门诊病历要求格式统一、书写内容和要求统一。

3. 门诊病历书写应当客观、真实、准确、及时、完整、规范。

4. 门诊病历记录描述应该使用医学术语。

5. 门诊病历记录内容无自造字或不规范字。

6. 门诊病历书写应当文字工整、字迹清晰、表述准确、语句通顺、标点正确。

7. 门诊病历所记录的内容应遵循简明扼要、重点突出、无遗无漏的原则。

8. 门诊病历应该包含患者基本信息，如患者姓名、性别、出生年月、职业、籍贯、工作单位、家庭地址、身份证号码及有关内容，特别是药物过敏史等均应逐项填写完整。

9. 对诊断已十分明确、治疗已相对固定、病情已基本稳定的慢性病患者，可撰写简单化的门诊复诊病史。

10. 门诊病历记录用笔必须使用蓝黑墨水笔或碳素墨水笔，也可采用电子病历系统。

11. 实习医师书写的门诊病历记录必须由带教医师审阅、签名或加盖专用签章，否则为无效病历。

12. 门诊病历由患者自行保管，仅供患者本人使用，不得记录他人相关资料。

三、首诊门诊病历规范格式

首诊门诊病历有规范性的格式要求，力求内容完整，其基本规范格式如下。

1. 主诉：根据患者提供的病史，严格按照主诉书写的要求（包括患者的主要症状、症状出现的部位和发生的时间三大要素）描述主诉。

2. 病史：记录患者发病时的诱因，首发症状的部位、性质、持续时间及伴随的症状，发病及本次就诊时的变化。记录相关阳性症状及有鉴别诊断价值的阴性症状，但一般性阴性症状可不列举；与本次疾病有关的既往史，特别是以往出院诊断和重要药物治疗史要正确记录。

3. 体格检查结果：门诊体格检查要重点突出而无大的疏漏；按系统顺序，仔细检查患者全身情况，除阳性体征外，与疾病有关的重要阴性体征亦应记录。门诊医师必须熟练掌握全面体格检查技能，根据患者情况可以有选择地进行细致体格检查，记录要重点突出。

4. 辅助检查结果：要将辅助检查结果记录在门诊病历中。有选择性地摘录以往及近期的辅助检查结果。

5. 诊断：门诊初步诊断应写在首页病历的右下方，应按主次排列，将本次就诊的最主要疾病列为第一诊断，力求完整全面。要严格区分确定/不确定的或尚待证实的诊断。根据病史、体征、辅助检查，门诊可确定的诊断应准确写出疾病名称。根据患者病史、体征和辅助检查结果而不能在首诊时做出诊断者可做出拟诊断，如发热原因待查、黄疸原因待查等。全部诊断应该符合国际疾病分类（第 10 版）（international classification of diseases−10，ICD−10）。

6. 处理意见，包括下列一项或数项。

（1）治疗用药：药名、剂型、规格、总量、给药方法、给药途径。

（2）提出进一步辅助检查的项目（及其理由）。

（3）建议会诊或约定会诊申请或建议。

（4）可开具住院证收住院治疗。

（5）病情诊断证明。

（6）病休医嘱。

（7）其他医疗性嘱咐。

7. 医师签名或加盖专用签章：医师签名或加盖专用签章应在处理意见后下一行的右下角。医师签名必须由本人签名，不能代签。签名要求字迹清晰可辨认。

四、复诊门诊病历规范格式

门诊患者复诊必须携带首诊的门诊病历。如果医院电子病历系统中可以调阅，则可以免除。复诊门诊病历基本规范格式如下。

1. 主诉：复诊的主诉与首诊门诊病历原则上应一致。如果病情改变，或本次就诊的主诉改变，则按首诊患者接诊。

2. 期限：同一疾病间隔 3 个月以上复诊者，原则上按首诊患者接诊，但可适当简化（如可在一开始即写明原先确定的诊断）。

3. 记录：接诊医师要对患者首诊和复诊时的病情变化、治疗反应、辅助检查的结果进行认真记录。必要时，对首诊时的阳性体征要进行再次检查和记录。对复诊时出现的新的体征要进行认真检查和记录。

4. 修正诊断：若复诊时患者辅助检查有新的结果或病情变化，需对首诊的诊断进行修正和补充，应填写修正或补充诊断，写在复诊病历记录右下方，并注明复诊"修正诊断"或"补充诊断"字样。

5. 复诊处理意见同首诊要求。

6. 医师签名或加盖专用签章。

五、门诊电子病历系统

目前，越来越多的门诊病历记录采用电子病历系统，以提高记录效率。门诊电子病历的记录，也要求达到病历的标准化要求，需要专人维护数据库。医师使用电子病历系统进行记录时要求按照标准步骤操作，不得遗漏，并要做到就诊凭据、真实患者、检查单据的三合一。

门诊电子病历内容同样包括主诉、现病史记录、必要的授权委托书、知情同意书、体格检查评估表、实验室检查及特殊检查结果、处方等。有些程序如告知、患者签名等不能简化，以杜绝潜在的医疗纠纷和风险。

门诊患者出现诊断尚不清楚、离院有风险的情况时，要尽量避免患者离院，可安排急诊留观或住院观察，可将门诊病历内容转为普通住院病历，并说明原因。

（屈　云）

第七章　门诊应急预案

一、门诊应急预案概述

（一）门诊应急预案的概念

门诊应急预案指在门诊场所实施的应急预案。应急预案指针对可能发生的意外事件，为迅速、有序地开展应急行动而预先制订的行动方案。应急预案主要针对意外事件制订，意外事件指行为在客观上虽然造成了负面影响或伤害结果，但不是出于行为人的故意或者过失，而是不能预见的原因引起的。不能预见包括无法预测伤害类型、无法预测发生时间、无法预测伤害程度、无法预测伤害对象和无法预测伤害地点等一项或者多项内容。

应急预案包括应急准备、应急响应、应急救援和应急撤离。应急准备是预先进行的组织准备和应急保障。应急响应指在意外事件发生后，有关组织或人员采取的应急行动。应急救援指在应急响应过程中，为消除、减少危害，防止伤害扩大或恶化，最大限度地降低意外事件造成的损失或危害而采取的救援措施或行动。应急撤离指意外事件的影响得到初步控制后，为使生产、工作、生活和生态环境尽快恢复到正常状态而采取的恢复措施或撤离行动。

每个单位所制订的门诊应急预案有所不同，可以参照《突发事件应急预案管理办法》《国家突发公共事件医疗卫生救援应急预案》，以及依据《中华人民共和国传染病防治法》《中华人民共和国食品卫生法》《中华人民共和国职业病防治法》《中华人民共和国放射性污染防治法》《中华人民共和国安全生产法》《突发公共卫生事件应急条例》《医疗机构管理条例》和《国家突发公共事件总体应急预案》等，制订符合本单位场所的门诊应急预案。本章内容也是参考以上相关文件后提出的建议。

（二）门诊应急预案的阶段

门诊应急预案包括 4 个阶段：第一是应急预防、评估、确定升高或降低应急警报级别；第二是应急反应组织的响应启动；第三是通报外部机构，决定是否请求外部援助；第四是决定应急撤离。门诊应急预案的制订必须符合门诊场所特色和医疗救治要求，保障患者的安全和救援人员的安全是首要考虑的目标。

（三）门诊应急预案的内容要求

1. 必须预先制订和时常演练。
2. 必须定期检查和质量控制。
3. 应急预案需要设定责任人和总指挥，负责指挥、协调应急救援工作。
4. 按照紧急状态确定相应应急警报级别。
5. 应急预案的救援需要应急反应人员，多部门、组织和机构进行协作。
6. 设立督察人员，直接督察应急反应人员行动。
7. 最大限度地保证现场人员和救援人员的安全。
8. 协调后勤以支援应急反应组织。

（四）门诊应急预案的特性

1. 科学性：应急救援工作是一项科学性很强的工作，编制应急预案必须以科学的态度，在全面调查研究的基础上，实行领导和专家结合的方式，开展科学分析和论证，制订出决策程序和处置方案，使应急预案具有科学性。
2. 实用性：应急预案应具有实用性，即发生意外事故时，有关应急反应组织、人员可以按照应急预案的规定，迅速、有序、有效地开展应急救援工作，降低意外事件造成的损失。
3. 系统性：应急预案中应说明相关人员和部门应履行的应急准备、应急响应、应急救援和应急撤离职能，说明为确保履行这些职能而应履行的支持性职能。
4. 规范性：应急预案的内容应符合国家法律、法规、标准和规范的要求。
5. 易用性：易记好记、易于查询；语言简洁、通俗易懂；层次及结构清晰；适当增加表格、流程图、白描线条图或彩照图片，提高理解容易度。

二、门诊应急预案的作用

1. 确定应急救援的范围和体系：制订应急预案可以使应急救援工作不再无据可依、无章可循，尤其是通过培训和演练，可以使应急反应人员熟悉自己的任务，具备完成指定任务所需的相应能力，并检查预案和行动程序，评估应急反应人员的整体协调性。

2. 缩短应急响应时间：应急救援工作对时间十分敏感，不允许有任何拖延。应急预案预先明确了应急救援各方职责和响应程序，在应急资源等方面进行先期准备，可以指导应急救援工作迅速、高效、有序地开展，将意外事件造成的人员伤亡、财产损失和环境破坏降低到最低。

3. 应急预演的救治大纲：通过制订应急预案，可以对那些事先无法预料到的意外事件起到基本的应急指导作用，成为开展应急救援工作的纲要。在此基础上，可以针对特定意外事件类别编制专项应急预案，并有针对性地制订应急预案、进行专项应急预案准备和演习。

4. 建立多部门应急救援体系：制定应急预案可以确保当发生超过本级应急能力的重大意外事件时，与有关应急机构进行联系和协调。

5. 提高风险防范意识和能力：应急预案的编制、评审、发布、宣传、演练、教育和培训，有利于各方了解面临的重大意外事件及其相应的应急措施，有利于促进各方提高风险防范意识和能力。

三、门诊应急预案的管理

针对意外事件的专项和部门应急预案，不同部门的应急预案内容各有侧重。应对原则强调组织指挥机制、预警分级和事件分级标准、信息报告要求、分级响应及响应行动、应急保障措施等，重点规范各级应对行动，同时体现统一性和指导性。

门诊医疗应急救援工作参与的机构很多，要根据发生的意外事件进行合理的安排。

1. 应急领导小组：成立相应的意外事件应急领导小组，承担各类意外事件应急救援工作的组织、协调任务，并指定负责人负责日常工作。

2. 专家组：应组建专家组，对意外事件应急救援工作提供咨询、建议、技术指导和支持。

3. 医疗救援部门：承担意外事件的应急救援工作。

4. 现场救援组织：设立现场医疗救援指挥部，统一指挥、协调现场应急救援工作。

应急预案中要规范应急反应组织的职能及职责，包括现场患者及医务人员安全保障，保护现场物资，保证现场救援通道的畅通等，科学合理地制订应急计划，尽可能减少和避免二次伤害的发生。

四、意外事件的分级

按照意外事件导致的人员伤亡和健康危害情况将门诊应急预案中的意外事件分为特别重大事件（Ⅰ级）、重大事件（Ⅱ级）、较大事件（Ⅲ级）、一般事件（Ⅳ级）、院级事件（Ⅴ级）和科级事件（Ⅵ级）六级。

1. 特别重大事件（Ⅰ级）。

（1）出现特别重大人员伤亡，且死亡和危重病例多（9 例或以上，可按照国家相关规定调整），或者核事件和突发放射事件、化学品泄漏事件导致大量人员伤亡，事件发生地有关部门请求国家在医疗卫生救援工作上给予支持的意外事件。

（2）国务院及有关部门确定的其他需要开展医疗卫生救援工作的特别重大意外事件。

2. 重大事件（Ⅱ级）。

（1）出现重大人员伤亡，其中，死亡和危重病例超过 5 例的意外事件。

（2）省级人民政府及有关部门确定组织开展实施医疗卫生救援工作的重大突发公共事件。

3. 较大事件（Ⅲ级）。

（1）出现较大量人员伤亡，其中，死亡和危重病例超过 3 例的意外事件。

（2）市（地）级人民政府及其有关部门确定组织开展医疗卫生救援工作的较大意外事件。

4. 一般事件（Ⅳ级）。

（1）出现一定数量人员伤亡，其中，死亡和危重病例超过 1 例的意外事件。

（2）区（县）级人民政府及区域性医疗部门确定组织开展医疗卫生救援工作的一般意外事件。

5. 院级事件（Ⅴ级）。

（1）未出现人员死亡，出现人员轻微伤害的意外事件。

（2）由相关医院部门组织开展医疗救援工作的一般意外事件。

6. 科级事件（Ⅵ级）。

（1）未出现人员死亡或伤害的意外事件。

（2）由科室相关人员开展沟通协调的一般意外事件。

五、门诊应急预案的演练和改进

（一）人员培训

门诊各类医务人员必须通过各种形式，进行涵盖各类意外事件的监测、预警、识别、报告、应急处理技术、群体防护、个体防护、现场救护等内容的培训学习，提高应对各类意外事件的救治能力。门诊部应对各类医务人员开展意外事件应急处理相关知识、技能的培训，推广最新知识和先进技术。检验科室要积极开展相关实验室检查项目，提高检查水平，为更快识别与控制各类意外事件提供保障。对特殊人员应进行特殊技能的培训，如医院新闻发言人应进行媒体沟通技巧的培训等。各科室应收集、整理、分析各种资料，开展相关科研工作，制定应对措施。

（二）模拟演练

每年至少模拟演练 2~4 次，由应急领导小组组织实施。通过技术培训、模拟情景、实际演练提高团队的应急反应能力。

（三）持续改进

应急领导小组在各类意外事件处理完毕后，要对处理过程与结果进行评估，总结经验教训，提出改进意见和建议，持续改进应急预案。各主管部门要组织力量做好意外事件的善后工作，认真总结应急救援工作中的成功经验及失误教训。

六、门诊抢救车的要求和配置

门诊等医疗场所内配置抢救车是医疗部门的强制要求。抢救车要求有摆放示意图，标识清晰。抢救车内药品无过期、变质，盒内药品与药盒相符。抢救车内配置的药品、物品做到五定：定位、定量、定卡片、定时检查、定期检查。抢救患者后及时补充抢救车内药品、物品，消毒物品无过期。专管护士每天交接班检查并记录；护士长定期检查并记录。抢救车性能良好，推拉方便，位置固定，放置合理，车内外及一切抢救用物清洁无污垢，车面上不放任何非抢救物品。

（一）抢救车内需要配备的物品（建议）

1. 各种型号输液器（输血器）、注射器、套管针、采血管、皮肤消毒剂及棉签。

2. 止血带、砂轮、网套、治疗巾、中单。

3. 吸痰管、舌钳、开口器、压舌板，有消毒标识及标注有效期。

4. 鼻导管、胃管、吸引器。

5. 医用剪刀、手电筒（有备用电池）。

6. 喉镜、气管插管、导丝。

7. 液体湿化瓶、基础治疗盘、药品查对本、记录单、笔。

8. 扳手、吸球。

9. 雾化器、面罩、简易呼吸器。

10. 心肺复苏按压板。

（二）抢救车内需要配备的药品（建议）

抢救车内需要配备的药品（建议）见表7-1。

表7-1 抢救车内需要配备的药品（建议）

药名	剂量	数量
多巴胺注射液	20mg	5支
去乙酰毛花苷	0.4mg	5支
间羟胺	10mg	5支
苯巴比妥钠	0.1g	2支
阿托品	1mg	5支
20%甘露醇	250mL	3瓶
尼可刹米	0.375g	5支

药名	剂量	数量
山莨菪碱	10mg	5支
洛贝林	3mg	5支
利多卡因	0.1g	5支
肾上腺素	1mg	5支
苯海拉明	20mg	5支
去甲肾上腺素	2mg	5支
地塞米松	5mg	5支
地西泮	10mg	5支
异丙嗪	50mg	5支
氨甲苯酸	5mg	5支
酚磺乙胺	0.5g	5支
呋塞米	20mg	5支
葡萄糖酸钙	1g	5支
5%碳酸氢钠	250mL	1瓶
50%葡萄糖	20mL	5支

（屈　云）

第八章　门诊管理制度

一、门诊管理制度的概念和目的

门诊管理制度指进入门诊场所的所有人须遵守的工作规程或行动准则。门诊管理制度是实施一定的管理行为的依据，是门诊场所内医疗行为能顺利进行的保证。合理的门诊管理制度可以保障医疗安全，提高门诊运行效率。

管理制度与应急预案不同，管理制度针对疏忽大意，应急预案针对意外事件。疏忽大意能够预见、应当预见，并可通过制度进行预防。如果疏忽大意造成人身伤害和重大物资财产损失，必须追究门诊相关责任人的行政或刑事责任，同时要修正门诊管理制度和监督执行方案，以预防再次发生。

二、门诊管理制度的作用和特性

（一）门诊管理制度的作用

1. 保障安全：门诊是为患者服务的场所，门诊场所内医患的人身安全高于一切，一切制度的制定都要首先考虑保障安全。

2. 效率优先：因为门诊工作人员多、流动人口多、科室多等特点，复杂的门诊场地布局和烦琐的就诊流程都会导致内耗增加。门诊管理制度如不完善或不严谨、不成系统，门诊管理制度互相矛盾，就会增加内耗。

3. 行为导向：引导医务人员行为，为医疗行为提供导向。

4. 减少纠纷：完善的门诊管理制度可减少纠纷的发生。

（二）门诊管理制度的特性

1. 专注性：门诊管理制度可以按照单一项目分别制定规划，保障管理制度的简单化、针对性和可操作性等特点。尽量避免大而空的规划，以免影响门

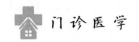

诊管理制度的指导价值。

2. 专业性：门诊管理制度的制定必须有医务人员参加，保障医疗特性和健康价值。

3. 完整性：门诊管理制度必须包含尽可能多的执行事项，尽量避免遗漏，如发现遗漏的执行事项或新的执行事项产生，应补充完善，确保所有事项都有行为准则。

4. 权威性：门诊管理制度由医院具有权威的管理部门组织制定，包含专业人员的集体智慧，在其适用范围内具有强制约束力，一旦形成，不得随意修改和违反。

5. 监督性：必须预先制定违反相关条款的处罚措施，由监督人员或机构督促执行。

6. 合法性：门诊管理制度所有条款要符合国家法律和行业标准规范。

7. 公正性：门诊管理制度应保证对每一个角色都是平等的，任何人不得游离在管理制度之外。

8. 稳定性：门诊管理制度一旦制定，在一段时间内不能轻易变更，否则无法保证其权威性，对执行者来说经常改变规则会导致其无所适从，出现重大偏差。当然，这种稳定性是相对的，可以在出现重大疏忽大意、现行制度调整和实际情况变化时，及时修订。

9. 排他性：某种管理原则或管理方法一旦形成制度，与之相抵触的其他做法均不能实行。各种管理制度都有自己特定的适用范围，在这个范围内，所有颁布时间点之前的同类制度要及时废止，均需按新制定的制度管理。

10. 公益性：由于门诊是为患者服务的场所，门诊管理制度要多考虑社会服务能力，提供一定的公益性服务项目。

11. 可执行性：门诊管理制度各个条目必须是可执行的，不能偏离保障医疗行为正常实施的目的。

三、门诊管理制度的内容

门诊管理制度包括硬设备管理和软营运管理两个方面。硬设备管理包括建筑要求、电气设置、电梯安全建设标准、无障碍设施设置、灯光照明、空气清洁、墙面涂层、上下水铺装、取暖制冷等方面的规范和标准。软营运管理有四个主要管理对象，包括人、财、物和信息。这四个管理对象中，后三者都需要人去管理和操作，故人是管理的主体。因此，门诊管理制度的制定要以人为核心，人员管理的战略性作用十分突出。本节主要论述的是门诊管理制度中软营运管理的内容。

（一）门诊人员管理制度

门诊人员管理制度的总目标是确保各类工作岗位在适当的时机，获得适当的人员，包括人员的数量、质量、层次和结构等，实现人力资源与其他资源的最佳配置，有效地激励员工，最大限度地开发和利用人力资源潜力，从而最终实现员工、门诊部、医院、患者、社会的最大化经济和社会效益。

门诊人员管理制度包括门诊人员的着装、人员的资质考评、人员继续教育、人员考勤、人员薪酬、人员组织等的规范。

对于各个职系的人员都应该有相应的操作技术规范或管理制度，如医务人员行业从业规范、医务人员医德医风要求、手卫生规范、职业暴露与防护规范、临床护理服务规范及准则、护理操作规范、护理人员行为规范、门诊医师行为规范、门诊换药室管理规范、门诊药房管理规范和门诊后勤人员管理规范等。

门诊人员着装的基本要求：接触患者的门诊人员，一般要求统一着装（白大褂、技师服、护士服、安保服、保洁服等），各个职系人员服装或颜色应有区别，保持服装干净整洁。男性医务人员不得留长发，头发应保持自然色，不允许佩戴与职业不相符的装饰品。女性医务人员长发应盘起，头发应保持自然色，不允许浓妆艳抹，不允许佩戴与职业不相符的装饰品。凡医疗操作，须遵循无菌原则，按要求穿戴手套、口罩、防护眼镜、手术帽、隔离衣、洗手衣、手术服或其他无菌着装。

一般门诊人员管理制度包括以下的内容。

1. 门诊直接管理人员招录及资质审核：包括门诊聘用，并归属门诊固定管理的导诊、安保、前台、挂号室、药事、保洁、信息部门和后勤服务人员等。需要在编制定员内补充工作人员时，根据招录的条件和要求，除了从应届毕业生中遴选，可以从社会上的待业人员中录用。录用工作人员必须进行德、智、体全面了解，一般采取考试或考核的办法，择优录用。工作人员被录用以后，要有一定的试用期。试用期间，由主管领导对被试用人员的思想品质、专业技术水平、工作能力和身体状况等进行全面认真的考察。试用期满后，根据考察结果，对符合条件者予以正式任用。正式任用后其工资福利待遇按国家现行有关规定执行，其地位、权利和义务得到法律保护。

2. 定期或临时坐诊的各科医务人员资格审核和上岗前培训：进行各科坐

诊专业技术人员的门诊资质审核，需安排上岗前培训和定期安排系统性学习等，培训内容包括门诊架构、消防安全、应急预案、相关规范制度、信息系统使用和应急预案等。

3. 考核：对门诊人员（不管是门诊直接管理人员还是坐诊医务人员）的政治、业务素质和工作实绩进行考察了解。考核是人事管理中的一个基本要素，通过数据采集和定期考核，全面了解人员的优劣短长，可以为识别、培训、调动、奖惩，以及实行按劳分配提供可靠的依据。考核以德才兼备为基本标准，全面地考德、考能、考勤、考绩。门诊作为重要的患者服务窗口，考勤考核是首要关键点，门诊出勤情况和工作态度直接决定患者的满意度。

4. 晋升与发展：针对门诊人事管理中的人员晋升、培训、调动、任免、退休等一系列制度，建立专管考试、考核、任免、奖惩、监察等管理机构，形成一套完整的人事制度。要明确岗位责任制，提出门诊工作人员的考核、奖惩、任免、工资、福利、辞退、退休和抚恤等一系列管理制度。针对坐诊医务人员门诊级别的升降及终止要有明确的标准和奖惩制度。针对不同职系的人事管理内容的不断发展，要专门制定相应的人事管理制度。

（二）门诊财务管理制度

为了规范门诊部财务行为和会计工作秩序，促进门诊部发展，依据《中华人民共和国会计法》《事业单位财务规则》，以及国家关于深化医药卫生体制改革的相关规定，制定门诊财务管理制度。公立医院是公益性事业单位，不以营利为目的。门诊财务管理的基本原则：执行国家有关法律、法规和财务规章制度，坚持厉行节约、勤俭办事业的方针，正确处理社会效益和经济效益的关系，正确处理国家、单位和个人之间的利益关系，体现医院的公益性质。

国家对医院实行"核定收支、定项补助、超支不补、结余按规定使用"的预算管理办法。地方可结合本地实际，对有条件的医院开展"核定收支、以收抵支、超收上缴、差额补助、奖惩分明"等多种管理办法的试点。定项补助的具体项目和标准，由同级财政部门会同主管部门（或举办单位），根据政府卫生投入政策的有关规定确定。

医院门诊应设立专门的财务机构，按国家有关规定配备专职人员，会计人员须持证上岗。三级医院须设置总会计师，其他医院可根据实际情况参照设置。

医院门诊要实行全面预算管理，建立健全预算管理制度，包括预算编制、审批、执行、调整、决算、分析和考核等制度。

门诊收入指为门诊患者提供医疗服务所取得的收入，包括挂号收入、诊察收入、检查收入、治疗收入、卫生材料收入、药品收入、药事服务费收入、其他门诊收入等。

门诊财务室要配合做好卫生、财政、审计等有关部门对医保基金收支和结余情况的监督检查工作。

（三）门诊物资管理制度

医院门诊物资按功能可分为医疗系统物资，如药品、卫生材料，各种医用橡胶、玻璃、金属等制品，医疗器械及各种表册等，总务系统物资，如水暖、被服、家具、维修仪器设备的零配件等，生活系统物资，如饮用水、擦手纸巾、洗手液、消毒液等。

医院门诊物资管理指对医院门诊所需要的物资进行采购、供应、保管、分配、维修等各项组织工作，包括组织管理、人员培训、采购运输、验收入库、保管发放、统计核算、合理应用、综合利用等。按照分类可由相应的部门制定对应的管理制度。

（四）门诊信息管理制度

门诊信息系统包括医院信息系统（hospital information system，HIS）、门诊挂号系统、门诊排号系统、门诊呼叫系统、门诊屏幕显示系统等，主要是利用计算机和通信设备，为门诊各部门提供患者诊疗信息和行政管理信息的收集、存储、处理、提取和数据交换，并满足所有授权用户的功能需求。同时，门诊信息系统也需要为就诊患者提供挂号、排号、呼叫、屏幕显示等服务项目。要提高医疗质量，方便患者就医和查询，提高医院的服务效率和服务质量，一套符合国家规范要求、安全稳定、操作简便的门诊信息系统是门诊部门的必然要求。

同时，出于保护患者隐私的目的，门诊信息系统的安全运行也是必然要求。信息系统的安全包括四个方面：数据资源的安全保护、系统硬件设备及机房的安全、网络病毒的防治、上网信息的安全等。

基于以上要求，门诊信息管理可以从以下几个方面入手：信息环境管理制度、信息设备管理制度、信息安全管理制度、信息使用管理制度等。

（五）门诊药事管理制度

门诊的药物配送、发放和监督管理决定了门诊患者的治疗效果和安全，应

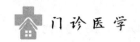

根据《医疗机构药事管理规定》成立药事管理组织，其人员组成应符合《医疗机构药事管理规定》的要求，并建立健全相应的工作制度。日常工作由药剂科相关部门统一管理，药事管理组织负责监督。制定合理的门诊药事管理制度可以指导门诊部科学管理和合理使用药品，纠正药品使用过程中的问题，进行合理用药教育。

四、门诊管理制度的制定原则

没有完善的管理制度，任何先进的方法和手段都不能充分发挥作用。为了保障门诊工作的有效开展，必须建立一整套管理制度，包括各类工作章程和准则，使管理规范化。建立完善的管理制度主要包括以下几个方面。

1. 建立符合需求的管理制度：一切制度的建设必须符合实际需求。为此，要建立相应的制度，需安排专人或设立专门的机构进行原始信息收集。不能制定出不负责任、不合逻辑、无法执行的管理制度。

2. 规定管理制度的边界和权限：在管理制度中，要明确上下级之间纵向的界定，同时也要明确规定制度使用的边界。各单位、各部门明确自己的职责和义务，在组织内部进行合理分工，避免扩大适用范围和滥用管理权限。

3. 提高制度的执行力和利用率：制度的执行力来自执行者对制度的学习和理解、监督机构的督促和信息反馈。必须加强监督机构反馈的及时性，提高执行者的纠错能力，提高科学管理水平，使制度充分发挥作用。

五、门诊管理制度的执行和改进

在门诊管理制度的执行过程中，执行者最能体会制度的好坏。他们往往既是执行者，又是被执行者。制度是执行的基础，执行是制度的实践。没有好的制度就没有好的执行；没有好的执行，制度也只是一个空壳。

随着实际情况的不断变化，门诊管理制度的内容也要不断调整、不断优化。没有一个管理制度是绝对完美的，需要在实践中改进才能保持长期的生命力。

（屈　云）

第九章　门诊沟通策略

一、门诊医疗沟通的作用和分类

沟通指信息发送者凭借一定的渠道将信息发送给既定对象，并寻求反馈以达到理解的过程。沟通的根本目的是传递信息，沟通的内容就是信息。这种信息的发送与接收过程构成了人际关系。

门诊医疗沟通就是在医疗卫生和保健工作中，门诊工作人员之间、医患之间围绕伤病、诊疗、健康及相关因素等主题，通过多途径交流，科学协调保证门诊工作的顺利开展，使门诊工作人员之间、医患之间形成共识并建立信任合作关系，诊疗患者伤病、维护人类健康、促进医学发展和社会进步。

按照沟通对象，门诊医疗沟通包括门诊医患沟通、部门与部门之间沟通、工作人员之间沟通、单位和员工之间沟通、跨行业部门之间沟通。本章重点关注门诊医患沟通。

二、门诊医患沟通的定义和意义

医患沟通指医患双方的一种交流，是对医学信息的双向传递过程，是基于患者的健康需要而进行的，使医患双方能充分有效地表达对医疗活动的理解、意愿和要求。门诊医疗沟通之中，医患沟通是门诊医疗工作顺利开展的基本保障。

门诊医患沟通中，"医"的含义分为广义和狭义：广义上指各类医务人员、卫生管理人员及医疗卫生机构，还包括医学教育工作者；狭义上指门诊诊室中的医务人员。"患"的含义也分为广义和狭义：广义上指除医疗机构工作人员以外的所有有医疗需求的社会人群，狭义上指在门诊就诊的患者及其家属。这里的医患沟通中的"医""患"分别指狭义的含义。

在医院门诊这个特殊的环境中，医务人员和患者之间的沟通尤为重要。良好的医患沟通是门诊临床诊疗活动顺利进行的基础。医患沟通过程中，医务人员主要向患者及其家属了解病情的发生、发展过程，既往诊疗经过和就诊要求等，同时要向患者及其家属介绍疾病的诊断情况，主要治疗手段，重要检查的目的及结果，病情的转归，某些治疗可能引起的严重后果，药物不良反应，手术方式、手术的并发症及防范措施，医药费用清单等内容，并听取患者及其家属的意见和建议，回答他们的问题。

三、门诊医患沟通的特点和目的

良好的门诊医患沟通是门诊临床诊疗活动顺利进行的基础。临床诊疗效果首先取决于门诊医患沟通效果。

（一）门诊医患沟通的特点

1. 门诊人群多：门诊具有来往人群数量多、流动性大、构成杂等特点。门诊人群包括医务人员、维护人员、患者及其家属、其他社会人员等。

2. 门诊场所杂：门诊具有场地大、房间多、通道多、指示牌多、路途长、转角多、相似区域多等特点。

3. 门诊环节繁：咨询、选科、选医师、挂号、取号、候诊、就诊、检查、取药等就诊流程非常复杂。如果某些检查还需要预约，患者需反复多次往返门诊，容易出现焦虑情绪。

4. 门诊变化快：门诊就诊的人数，病种，疾病轻重、缓急等都难以预测，各患者诉求差异较大，容易出现需要应急反应的意外事件。

（二）门诊医患沟通的目的

1. 医患沟通是医疗活动开展的基础，通过医患沟通医务人员才能掌握病情的变化，收集到确切的病史资料和变化信息，帮助诊断和治疗。

2. 医患沟通是医疗活动实施的保障，医患关系会影响患者对医务人员的信任和依从性，良好的医患关系可以明显提高患者的依从性，使患者遵从医嘱服药及完成治疗，使医疗效果达到最佳。

四、门诊医患沟通的原则

1. 公平原则：无论患者性别、民族、身份、收入、职业、家庭等，也无论患者患有何种疾病，门诊医务人员应该一视同仁、平等相待。

2. 尊重原则：对就诊患者及其家属要尊重，创造互相尊重的氛围。

3. 专业原则：在门诊医疗场所内不能打闹嬉笑，要以专业的态度对待患者。

4. 灵活原则：一件事不同的人有不同的处理方式，一件事也可以有几种处理方式，不同的处理方式会有不同的效果。因此在不违反原则的情况下，不要过于刻板，灵活处理会收到满意效果。

5. 底线原则：对违规违法，或不利于患者安全的事情坚决不能实施，以保证患者利益最大化为基础。

6. 保密原则：保护患者的个人隐私。

五、门诊医患沟通的类型和技巧

（一）门诊医患沟通的类型

1. 按照语言作用，门诊医患沟通分为非语言性沟通和语言性沟通两类。非语言性沟通包括良好的外观印象、整洁的服饰、端庄的仪表、文雅的举止、恰当的体态语言、良好的精神状态、微笑的面部表情和平和的目光等。语言性沟通包括礼貌性用语、适当的尊称、恰当的语速和音量、温和的语气等。

2. 按沟通内容，门诊医患沟通分为诊疗方案沟通、诊疗过程沟通、转归沟通。诊疗方案沟通包括现病史与既往史、体格检查与辅助检查、初步诊断与确定诊断、诊断依据、鉴别诊断、拟行治疗方案等。诊疗过程沟通包括医务人员向患者及其家属介绍患者的疾病诊断、重要检查的目的及结果、主要治疗措施、某些治疗可能引起的严重后果、药物不良反应、并发症防范、医疗费用、医院的硬件设施及技术力量情况等。转归沟通包括根据患者的性别、年龄、病史、遗传因素、所患疾病严重程度及是否患多种疾病等情况，对患者机体状态进行综合评估，推断疾病转归及预后。

3. 按沟通人数，门诊医患沟通分为个别沟通、集体沟通等。个别沟通就是一对一的交流，集体沟通就是医务人员与同一种疾病的多位患者进行沟通。

4. 按沟通介质，门诊医患沟通可以分为语言沟通、书面沟通和实物对照沟通等。语言沟通是医患之间的语言交流。书面沟通是把一些常见问题印到纸质媒介上，便于患者及其家属翻阅。实物对照沟通指在沟通过程中采用医学模型等实物或影视资料进行沟通。

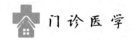
（二）门诊医患沟通的技巧

门诊诊疗活动中，医务人员只有掌握了正确的沟通技巧，才能顺利地完成疾病的诊断和治疗。门诊医患沟通技巧有很多，以下是一些可采取的具有共性的沟通技巧。

1. 学会倾听：倾听往往是最好的沟通，要学会倾听患者的病痛和诉求，尽可能全面采集患者的疾病资料。

2. 专注认真：一定要专注地对待每一位患者，认真采集信息，表现出自己的专业能力。

3. 耐心交流：门诊医务人员一定要有耐心，可能某些问题需要反复提问才能采集到完整的信息。

4. 表现专业：对病情沟通要有的放矢，快速发现患者描述中的关键点，从专业角度完善病史采集，有助于患者接下来的治疗。

（屈　云）

第十章　门诊医师精进的相关因素和关键点

一、患者选择门诊医师的决策

在选择门诊医师时，首诊和复诊患者的决策差异非常明显。患者选择门诊医师的决定是知识查询、多方咨询、同事推荐、认知偏好和随机等因素综合决策导致的。

（一）首诊患者选择门诊医师的依据

首诊患者选择门诊医师时，首先需要考虑的当然是门诊医师的专业特长，如果同一疾病有多位门诊医师可供选择，影响患者做出决策的因素较多，包括但不限于以下几点。

1. 学历学位：据研究，高学历门诊医师会让患者更信服，会有更多的患者选择他，也可以减少医疗纠纷的发生。

2. 行医资质：门诊医师的资质会影响患者的选择，患者往往愿意选择资质更丰富的门诊医师。这里所说的资质包括门诊医师的专委会证书、继续学习进修经历、出国留学经历等。

3. 名声宣传：在报刊、电视、短视频、公众号等公众宣传信息中出现过的门诊医师，也更容易被患者选择。

4. 口碑声誉：患者的家人、朋友中有人推荐某位门诊医师，这往往也是患者选择的依据。

5. 沟通技巧：门诊医师的态度和是否愿意沟通，会导致患者的选择偏差。

6. 先进技术：门诊医师的新技术、新方法、新突破的宣传信息，也可以吸引患者做出有针对性的选择。

7. 医疗技术：门诊医师医疗技术的好坏，患者首诊之前是无法评判的，反而容易被忽略。

（二）复诊患者选择同一位医师的依据

1. 短期疗效：首诊处方一般只开具短期的药物或其他治疗，能快速让患者感受到较佳疗效的门诊医师，一定会获得患者的再次选择。

2. 处方差异：全球临床药品超过 3 万种，一般大型医院门诊部药房能提供近 4000 种药品，高阶专科医师能掌握的药品不超过 600 种，还是在不断学习中积累起来的。一般专科门诊医师常用药品只有 80~200 种，对这些药品的排列组合决定了处方的多变性。根据患者病情和临床经验，门诊医师开具的处方往往决定患者的短期感受。在综合考虑药品疗效、剂量、不良反应、剂型、服药时间、服药先后顺序、服药间隔时间、患者病史和饮食偏好等情况下，不同门诊医师给同一个患者，在参考同一部临床指南或循证证据下，也可能开具不同的处方。不同门诊医师的处方差异让患者的短期感受也存在差异，也决定了患者对复诊门诊医师的选择倾向。

3. 交通影响：交通原因也会影响患者是否选择复诊同一位医师。

4. 门诊满意度：患者满意是门诊复诊的基本条件。患者的门诊满意度的影响因素往往又是非常复杂的，一般认为患者复诊应该以医疗效果为主要依据，但是很多非医疗技术，如门诊环境中气味不适、噪声过大、灯光闪烁等都会导致患者满意度偏差，影响其复诊决策。

二、门诊患者的依从性差异

依从性指门诊患者按医师要求服药、接受治疗或采取其他医嘱要求的干预措施。依从性可分为完全依从、部分依从和完全不依从三大类，在实际门诊诊疗过程中约各占 1/3。门诊患者的依从性是保障疗效的关键点，即使是最好的治疗计划，患者不依从也会毫无价值。依从性不佳增加了患者的医疗费用，导致疾病加重，降低患者的生命质量。对于门诊医师而言，患者依从性不佳提高了疾病的治疗难度，影响了诊断的准确性。

根据门诊患者依从性不佳的调查，主要的原因有以下几种。

1. 遗忘因素：因为高龄或疾病，记忆力退化，对医疗方案的细节遗漏或忘记导致了依从性不佳。

2. 沮丧因素：短期内疗效未达预期，患者及其家属不愿继续完成治疗方案。

3. 难度因素：门诊医师为患者制定的治疗流程太复杂、交通不便等原因，导致完成后续治疗方案难度巨大，患者无法继续坚持治疗。

4. 惧怕因素：患者对门诊医师制订的治疗方案不能接受，惧怕疼痛及其他负面情绪，导致患者不愿意完成治疗方案。

5. 放弃因素：患者对治疗效果没有信心，放弃完成治疗方案。

6. 经费因素：由于治疗费用超出患者及其家属的承受能力，放弃完成治疗方案。

患者依从性不佳的原因包括以上一种或多种。要赢得患者信任，门诊医师需要给患者详细地讲解治疗方案，倾听患者及其家属的要求，给予患者足够尊重，了解患者的真实想法，关心患者治疗中遇见的困难，提供建议方案，必要时帮助患者申请社会救助支持等。最终目标是让患者积极支持、配合医疗工作，提高患者的依从性，达到最佳治疗效果。

三、门诊体格检查和记录的关键点

门诊体格检查有其特殊性，不易被年轻医师所掌握，如在康复医学门诊中，除了系统体格检查的视、触、叩、听四诊法，强调的是视、触、动、量四诊法的熟练掌握。如果体格检查中不能全面发现患者的阳性体征，可导致后续治疗缺位、延误病情和疗效不佳等。当然门诊体格检查还要注意在合理、合法、合规的基础上，关注患者满意度，快速筛查有价值的临床信息。

（一）门诊体格检查的关键点

1. 轻重缓急：要注意门诊患者的主诉体征，首先进行筛查，围绕主诉体征进行有目的的体格检查，尽可能不要遗漏阳性体征。能够通过一次体格检查发现所有的疾病诊断支撑证据无疑是幸运的，但是实际工作中往往不能发现诊断的所有支撑证据，这就需要门诊医师根据经验进行辅助检查、诊断性用药或治疗、随访观察等。当然，在门诊体格检查中如果发现有危及患者生命的疾病，应该立即详细检查，并及时推荐患者到相关科室就诊。

2. 逢患必查：针对门诊就诊患者，原则上是每位患者都应该获得门诊医师的体格检查，如果有医学院学生或青年医师跟随门诊，可以"放手不放眼"地完成门诊体格检查。

3. 保护隐私：患者隐私权指在医疗活动中患者拥有的保护自身的隐私部位、病史、身体缺陷、特殊经历等隐私，不受任何形式的外来侵犯的权利。患者的信息隐私应该保护，患者的身体隐私在门诊体格检查中也应该注意保护。

原则上，门诊体格检查过程中，需要暴露患者非隐私部位的暴露性检查均应该进行物理隔断，物理隔断包括房门等硬隔断和布帘等软隔断。在门诊需要对异性患者进行暴露隐私部位的体格检查时，医师必须要求有与患者同性别的医护人员到场。

（二）门诊记录的关键点

1. 少写比不写好：门诊记录是诊疗活动的关键依据之一，记录下的片段字句都会对今后的医疗回溯提供巨大的帮助。要养成在门诊记录病程的习惯，必要时可以用通用的缩写字母、短语进行病程记录。

2. 多写比少写好：如果门诊时间充裕，门诊医师最好完整地记录患者就诊过程、阳性体征、查过的阴性结果、辅助检查结果、临床思路和后续诊疗计划。

3. 阴性比阳性好：全部记录阳性结果容易造成后续医务人员的认知偏差和误诊，首诊的门诊医师最好适当记录有利于鉴别诊断的阴性结果。

4. 书写比语言好：语言是沟通的最好载体，文字是回溯的最好依据。为了后续的诊疗成功率，可以将沟通的要点写入门诊病历中。有时非医疗的信息也可能帮助后续的诊疗，如患者家庭成员经常争吵可能导致患者血压控制不佳，患者好吃甜食可导致血糖控制失败，患者在诊断室中的强哭、强笑和情绪激动等情况可以帮助后期心理疾病的诊断和治疗。

四、门诊医师精进的关键点

门诊医师的能力来自实践的总结和自我修养的提高，不能主动思考和总结问题的门诊医师在临床工作中可能难以进步。按照熟练程度，门诊医师一般可分为三个层级：初级门诊医师可合理合规地完成门诊工作；中级门诊医师可以妙手回春，给患者解除病痛；高级门诊医师游刃有余，具有处置意外事件和承受压力的优越能力。门诊医师要想精进，必须掌握以下几点关键点。

1. 微笑迎接：最常用且最有用的面部表情是微笑，尤其在医院这个特殊的环境里。门诊医师面带微笑，对患者极富感染力和亲和力，对促进医患沟通是必不可少的。

2. 坐姿沟通：不同的体位会影响情绪，要与患者平静地完成沟通，在医患双方安静的坐姿下是最容易完成的。

3. 专业体格检查：最好对每位患者都进行体格检查，体格检查的内容依据患者主诉来选定。简单专业的体格检查设备要随身携带，熟悉其使用方式，如瞳孔电筒、叩诊锤、压舌板、围度尺、感觉针、音叉、检眼镜、划痕笔、听诊器等，可以选用一种或多种，体现医疗的专业性。

4. 问诊决断：门诊医师要掌握恰当的语言交流节奏，针对患者最关心或最需要解决的问题，找准切入点细致追问，关注中心问题，有的放矢，鼓励患者回忆疾病过程，提炼阳性结果，提高诊断的准确性。

5. 选择辅助检查：对有利于诊断的辅助检查，门诊医师可以有选择性地安排患者完成。但在选择辅助检查时，要向患者讲解其必要性，对因为预约、费用等被患者拒绝的辅助检查，门诊医师应该遵从患者意愿，但需充分告知患者放弃的后果。对不能获得门诊确诊的辅助检查结果，可以在诊断内容中标注不能完成的原因，同时标注"？"。是否采用诊断性治疗方案，要依据临床经验，在与患者充分沟通后共同决策。

6. 提供选择：临床治疗方案没有绝对性，大部分患者疗效很好，可能有极少数患者因为体质差、依从性不佳等不能达到预期疗效，甚至导致病情恶化。门诊医师给患者提供治疗方案时，有必要多提供几个备选方案，充分告知患者及其家属后，让其参与选择。

7. 不随意评判：门诊诊疗活动中，常常遇见其他医院、医师等不同专业人员给患者制订的不同治疗方案。考虑疾病的复杂性和发展性，在病情发生、发展和变化过程中可以表现不同的体征，辅助检查结果也是不断完善的，都有可能导致不同医师给出不同诊断、不同治疗方案。不同的治疗方案都是医师的经验总结，出于帮助患者康复的目的而制订的，都有其合理性和局限性，门诊医师不能随意评判某一种方案的优缺点。

8. 清晰流程：针对门诊患者需要完成的医疗项目和流程，如采血、MRI检查、交费、取药和办理住院等，门诊医师可给患者标注需要完成的医疗项目和流程的优先顺序、地点、是否需要预约、检查前准备内容和大概费用。必要时可以用文字加绘图的方式，让患者明确医疗项目的明细，提高患者的依从性和满意度。

9. 选关键人：对于高龄患者和认知功能障碍、言语障碍和沟通困难的患者，要选择将处方、检查单、缴费单和治疗方案交给陪伴的家属。年轻家属可能更能理解门诊医师的医嘱项目，提高患者的依从性。

（屈　云）

临床篇

第十一章　蜂蜇伤

一、疾病特点

蜂蜇伤主要指黄蜂蜇伤，也包括一部分蜜蜂蜇伤。蜂毒致人体严重损伤的机制有两种。一种是蜂蜇伤所致的急性超敏反应，与蜇人的蜂数量没有太大关系，而是与患者本身的体质相关，即便是少量蜂蜇伤甚至仅单只蜂蜇伤也可能会在极短的时间内导致患者出现喉头水肿、过敏性休克等严重症状，甚至致命。另一种是蜂毒对机体的损伤，此种机制与蜇人的蜂数量直接相关，大量或蜂群蜇伤，大量的蜂毒进入体内，导致严重的全身多器官损害，患者死亡率高。

（一）蜂毒成分

蜂毒是一种复杂的混合物质。蜜蜂的蜂毒为淡黄色透明液体，呈酸性，主要成分是组胺、儿茶酚胺、神经毒素、溶血毒素、肥大细胞脱颗粒肽、磷脂酶、透明质酸酶。黄蜂的蜂毒为碱性，主要成分是组胺、血清毒、儿茶酚胺、激肽素、磷脂酶 A、磷脂酶 B、透明质酸酶、蛋白酶、胆碱酯酶、蜂毒多肽、5-羟色胺。除此之外，蜂毒中还有许多其他抗原类物质。

（二）蜂毒中毒机制及代谢过程

蜂毒引起人体的中毒程度取决于蜂毒量、注毒部位、个体对蜂毒的免疫力等因素。蜂毒可通过血液与淋巴液运输。蜂毒多肽经肌内注射后吸收迅速，注射 5 分钟后 70％左右进入血液，主要分布于肾、肺、心、肝、小肠、关节、脾、肌肉中，脑组织中含量很少。体内的蜂毒主要经肾排泄，肌内注射 30 分钟后，肾中蜂毒浓度最高，肌内注射约 90 分钟后尿液中蜂毒浓度最高。少量蜂毒经大便排出。蜂毒对肾功能的损害主要表现为在血压相对平稳的情况下，肾小球滤过率降低及尿量明显减少，肾血流量也显著降低，以肾皮质表现得更明显（肾皮质下降 72%，而肾髓质只下降 48%）。同时蜂毒对肾小球近端小管造成缺血再灌注损伤。蜂毒致溶血的机制目前尚未完全弄清楚，存在几种假说：①蜂毒多肽、磷脂酶 A 与磷脂酶 B 能增强红细胞壁的通透性，导致细胞内的胶体大量渗出，细胞内渗透压降低，细胞产生胶体渗出性溶血；②磷脂酶对细胞膜磷脂的分解、渗透压的改变，以及蜂毒多肽、膜蛋白的相互作用可造成细胞溶解；③蜂毒素作用于红细胞，改变了红细胞膜的抗原性，激发抗体形成，产生抗红细胞抗体，导致免疫性溶血。

二、临床表现

1. 急性超敏反应：表现为荨麻疹、呼吸困难、心率增快、恶心、呕吐、腹痛、腹泻等，严重者出现喉头水肿、过敏性休克，可导致呼吸循环衰竭。

2. 溶血反应：表现为茶色尿、黄疸、进行性贫血。

3. 急性肾功能损伤：表现为少尿、无尿，血清肌酐、尿素氮明显升高是蜂毒中毒的最常见、最主要的表现，也是造成患者死亡的主要原因之一。

4. 急性肺功能损伤：蜂毒可致急性间质性肺水肿，表现为气促、低氧血症。

5. 急性肝功能损伤：蜂毒通过直接或间接的作用致肝功能损害甚至肝衰竭。

6. 心脏损伤：表现为心肌缺血缺氧、心律失常及心力衰竭，蜂毒还可以诱发冠状动脉痉挛和继发性的血栓形成导致急性心肌梗死。

7. 凝血功能异常：表现为皮下出血点、淤斑或有明显的出血倾向，其机制为蜂毒直接破坏血小板、凝血因子等导致凝血功能异常；也可能由于休克、肝衰竭、肾衰竭导致凝血功能障碍。

8. 神经系统损伤：出现全身疼痛、头痛、躁动不安、肌肉痉挛，甚至中枢神经系统和周围神经系统发生脱髓鞘病变，出现肌肉无力、中毒性脑病等。

9. 局部炎症反应：可见蜇伤处局部红肿、中心坏死发白病灶。

三、门诊流程

（一）诊断

1. 临床诊断：依据明确的病史、皮肤被蜇处典型体征及各系统的临床表现可以做出诊断。在蜂蜇伤的诊断中，最重要的是有明确蜂蜇病史，典型的蜇伤伤痕则提供了客观依据，而出现各系统相关的临床表现则为病情的严重程度判断提供依据。如已出现单器官或多器官的功能损害或衰竭，则提示病情较重。

2. 鉴别诊断：如果受伤史不明确，仅有局部表现，则需要与蛇咬伤、毒蝎蜇伤、蜈蚣蜇伤等鉴别。

（1）蛇咬伤：蛇咬伤的伤痕与蜂蜇伤不同，无毒蛇咬伤会留下两排对称的齿印，往往没有全身症状，而毒蛇咬伤则会留下两个较深的毒牙刺伤痕迹，可能会出现神经症状、凝血功能异常等全身症状。

（2）毒蝎蜇伤：根据受伤史不难鉴别，毒蝎的尾刺蜇人后，患者局部出现剧痛，偶可见钩形毒刺残留，局部症状往往较蜂蜇伤为重；毒蝎蜇伤后主要表现为胆碱能和肾上腺素能的症状。

（3）蜈蚣蜇伤：蜈蚣是通过第一对足上的毒刺伤人，会在伤处留下两个较小的出血点，周围红肿瘙痒，常伴有剧痛，严重者可能会出现斑疹、水疱、局部皮肤坏死、淋巴管炎、周围淋巴结肿痛。

3. 辅助检查。

（1）血液检查：①血常规检查可提示有无炎症反应所致的白细胞计数升高、溶血性贫血导致的正色素性贫血及血小板被破坏后出现的血小板计数降低；②凝血功能检查可提示有无凝血时间延长及有无弥散性血管内凝血；③生化检查可提示有无肝功能、肾功能及电解质的异常，其中肌酸激酶、肌红蛋白升高均提示可能存在横纹肌溶解，肌钙蛋白的升高以及肌酸激酶、肌红蛋白不成比例升高时需要考虑有无心肌损害或心肌缺血，胆红素升高提示存在红细胞溶解所致的黄疸。

（2）尿液检查：尿液如为茶色或酱油色提示有血红蛋白尿，如出现管型则提示早期肾小管损伤。

（3）心电图检查：有无心肌损害的心电图表现。

（4）胸部X线检查或胸部CT检查：不作为常规检查，仅在蜂蜇伤患者有气促或呼吸困难时进行，可提示有无因蜂蜇伤所致的间质性肺水肿。

（二）干预

1. 治疗目标：早期干预、控制症状和防治严重并发症。

2. 院前早期处理。

（1）紧急评估处理：紧急评估患者是否有呼吸道阻塞，心率、血压是否稳定，如果出现呼吸心搏骤停则立即进行心肺复苏。出现过敏性休克时立即给予肾上腺素（1：1000）0.3~0.5mg 肌内或皮下注射，如临床症状无改善，每15~20 分钟可重复给药；临时使用糖皮质激素，如地塞米松 5mg 静脉注射，或甲泼尼龙 40mg 静脉注射。伤情较重者在院前有条件时立即给予抗组胺药物，如盐酸异丙嗪 25mg 肌内注射，或氯雷他定 10mg 口服，或氯苯那敏 4mg 口服，或赛庚啶 4~20mg 口服。

（2）辨识蜂种：如病情尚平稳，排除生命危险后检查局部伤口，残留的刺将有助于区分蜜蜂和黄蜂蜇伤，蜜蜂蜇人后通常把尾刺留在皮肤上，而黄蜂则不留。蜜蜂蜂毒为酸性，用肥皂水清洗；黄蜂蜂毒为碱性，需用食醋清洗。

3. 院内急诊处理。

（1）群蜂蜇伤的综合治疗：积极进行抗过敏治疗，可选用盐酸异丙嗪 25mg 肌内注射，或氯雷他定 10mg 每天 1 次口服，或苯海拉明 12.5mg 每天 3 次口服等；根据病情使用糖皮质激素抗炎症反应及抗溶血反应，可选用地塞米松 10~20mg/d、琥珀酸氢化可的松 200~400mg/d 或甲泼尼龙 120~240mg/d；早期大量补液并利尿、碱化尿液，防治急性肾衰竭；维持水、电解质、酸碱平衡；防治消化道出血；保肝治疗；抗凝治疗，防止出现弥散性血管内凝血。

（2）重症监护治疗：对于已经开始出现器官功能障碍的患者，则需要重症监护、器官功能支持治疗（表 11-1）。

表 11-1　器官功能支持治疗的内容

基本原则	具体措施
循环支持	早期大量补液利尿，维持重要器官的微循环灌注，预防肾衰竭
	出现严重贫血时积极输血纠正低氧状况
	出现各种休克（过敏性、心源性）进行及时复苏
呼吸支持	早期急性肺功能损伤时尽早使用无创呼吸机，后期出现各种原因致呼吸衰竭时须有创通气
血液净化	清除体内的蜂毒及产生的各种炎性介质，终止炎症的链式反应
肾替代治疗	急性肾衰竭无尿或少尿期的暂时性替代治疗
维持内环境稳态	监测并维持水、电解质、酸碱平衡

（3）单蜂蜇伤：如未发生急性超敏反应，约 100 只蜂以上蜇伤才会导致成年人死亡，因此单只蜂蜇伤通常只需口服季德胜蛇药片并予抗过敏治疗，必要

时对症镇痛处理。

（4）局部处理：尽可能拔出毒刺，可使用吸乳器、拔火罐等方法吸出残存蜂毒；局部剧痛者，可冰敷处理，也可用 0.1％利多卡因或 0.5％～1.0％普鲁卡因局部封闭；季德胜蛇药、南通蛇药、皮炎平外敷；如局部肿胀严重也可用饱和盐水或 33％硫酸镁浸泡过的纱布湿敷。

（唐时元）

第十二章　急性胸痛

一、疾病特点

胸痛是发生于胸部或由躯体其他部位放射到胸部的疼痛，原因复杂，涉及多个器官和系统，病情轻重程度不一，以急性胸痛、胸部不适为主。早期识别胸痛，找出病因，采取积极干预措施，对挽救生命有着重要的意义。

引起急性胸痛的常见疾病有心绞痛、急性心肌梗死、心包炎、肺栓塞（pulmonary embolism，PE）、胸膜炎、气胸等 50 余种。急性胸痛首先要考虑是否是紧急的，是否由潜在致命疾病引起，包括急性冠脉综合征（acute coronary syndrome，ACS）、主动脉夹层（aortic dissection，AD）、肺栓塞。争分夺秒的抢救治疗可以挽救患者生命，降低死亡率、致残率，提高患者生活质量。很多家属和患者对胸痛认识不足，常有麻痹大意、拖延、有病不治、自行口服药物治疗等情况发生，延误最佳治疗时机，导致生命垂危。若出现急性胸痛，建议第一时间前往医院，由专业医师进行鉴别诊断，以免延误病情。

二、常见疾病

（一）急性冠脉综合征

急性冠脉综合征指冠状动脉内不稳定的粥样斑块破裂或糜烂引起血栓形成导致的心脏急性缺血综合征。

心脏位于胸腔的纵隔内，其所在位置相当于第 2~6 肋软骨或第 5~8 胸椎之间。整个心脏 2/3 位于身体正中线的左侧。心脏是人体重要的器官之一，泵出血液到全身的器官和组织。冠状动脉是给心脏供应营养的通路，冠状动脉闭塞就会导致心肌梗死。

1. 病因：急性冠脉综合征是由基础疾病、不良生活习惯等，使交感神经兴奋，血液黏稠度增加，导致冠状动脉粥样斑块表面出现破溃，血小板黏附并聚集在破溃斑块表面，与纤维蛋白原结合，进而激活凝血系统。急性冠脉综合征常伴有不同程度的血栓形成、冠脉痉挛、冠脉远端栓塞等情况，使得冠脉血流减少甚至中断，最终造成急性或者亚急性的心肌细胞群缺氧、缺血，心肌细胞受损而发生一系列临床综合征。

2. 分型：急性冠脉综合征包括 ST 段抬高型心肌梗死（STEMI）、非 ST 段抬高型心肌梗死（NSTEMI）和不稳定型心绞痛（UA）。其中 ST 段抬高型心肌梗死也称 ST 段抬高型急性冠脉综合征（STEM－ACS），非 ST 段抬高型心肌梗死与不稳定型心绞痛合称非 ST 段抬高型急性冠脉综合征（NSTEM－ACS）。急性心肌梗死是院外导致死亡的最常见的心血管疾病，也是导致猝死的最常见的心血管急症。

3. 诱发因素。

（1）交感神经兴奋：患者情绪激动，机体应激反应增强，心肌收缩力增强，心率加快，血压升高。

（2）血液黏稠度增高：饱餐、进食大量高脂肪食物后，血脂增高，血液黏稠度增高。

（3）心肌耗氧量增加：重体力活动、过度劳累、用力排便等，使心肌耗氧量增加，加重心脏负担。

（4）心排血量锐减：当出现休克、脱水、大出血、外科手术或严重心律失常等，心排血量骤降，血液灌注量减少，导致冠状动脉灌注量锐减。

（5）不良生活习惯：吸烟、喝酒会加重动脉粥样硬化斑块的易损性，进而使斑块破裂的风险增加，喝酒会使血压升高、心率加快，导致急性冠脉综合征发病风险增高。

（二）主动脉夹层

主动脉夹层指血液渗入主动脉壁，损伤主动脉壁中层并在中层与外层之间形成夹层血肿，可使主动脉壁延伸剥离导致心血管严重损伤的一种急症。一般表现为剧烈疼痛、休克及压迫症状。65%～70%患者在急性期（2 周内）死于心包压塞、动脉粥样硬化、心律失常等心脏并发症。40 岁以下者比较少见，此时应排除有家族史者及马方综合征或先天性心脏病等患者。

1. 病理：主要表现为主动脉中层的退行性改变，任何破坏中层弹力纤维或肌肉成分完整性的疾病或其他情况都可能导致主动脉夹层。

2. 病因。

（1）高血压和动脉粥样硬化：高血压和动脉粥样硬化占主动脉夹层的70%～80%，高血压使血管壁长期处于应急状态，血管壁钙化，弹力纤维发生囊性变性、坏死，导致夹层形成。

（2）结缔组织病：马方（Marfan）综合征、埃勒斯－当洛（Ehlers－Danlos）综合征（皮肤弹性过度综合征）、埃德海姆－切斯特（Erdheim－Chester）病或贝赫切特（Behcet）综合征等。

（3）先天性心血管病：先天性主动脉瓣二瓣化畸形、狭窄所继发的高血压或者主动脉瓣二瓣化。

（4）损伤：严重外伤可引起主动脉峡部撕裂，主动脉的钝性创伤，心导管检查、主动脉内球囊反搏、不恰当的腔内隔绝术操作等医源性损伤也可导致主动脉夹层。

（5）其他：妊娠、梅毒性动脉炎、巨细胞动脉炎、心内膜炎、系统性红斑狼疮、多发性结节性动脉炎等。

3. 分型。

（1）按 DeBakey 系统可分为三型。

Ⅰ型：夹层起源于升主动脉，扩展超过主动脉弓达降主动脉，甚至腹主动脉，此型最多见。

Ⅱ型：夹层起源并局限于升主动脉。

Ⅲ型：夹层起源于降主动脉左锁骨下动脉开口远端，并向远端扩展，可至腹主动脉。

Ⅲa型：仅累及降主动脉。

Ⅲb型：累及腹主动脉。

（2）按 Stanford 系统可分为两型。

A型：无论夹层起源于哪一部位，只要累及升主动脉者为 A 型，相当于DeBakey Ⅰ型和Ⅱ型。

B型：夹层起源于降主动脉且未累及升主动脉者为 B 型，相当于 DeBakeyⅢ型。

（三）肺栓塞

肺栓塞是内源性或外源性的栓子堵塞肺动脉主干或分支，引起肺循环障碍的临床和病理生理综合征，包括肺血栓栓塞症（pulmonary thromboembolism，PTE）、脂肪栓塞综合征、羊水栓塞、空气栓塞、肿瘤栓塞等。其中肺血栓栓塞症是最常见的肺栓塞类型，指来自静脉系统或右心的血栓阻塞肺动脉或其分支所致疾病，以肺循环障碍和呼吸功能障碍为主要临床表现和病理生理特征，占肺栓塞的绝大多数，通常所称的肺栓塞即指血栓栓塞症。

三、临床表现

（一）急性冠脉综合征

临床典型表现为胸闷、胸痛，胸前区或胸骨后压榨感、压迫感或烧灼感，可放射至左上肢及左肩，或至颈部、咽部、下颌部、下腹部等，呈间断性或持续性。部分心脏疾病患者在急性冠脉综合征发病前有乏力、胸闷，活动后心悸、气促、烦躁、心绞痛等前驱症状。

急性冠脉综合征最典型的表现是胸痛，且胸痛具有以下特点。

1. 静息时或夜间发生心绞痛，胸骨后或心前区压榨感，持续时间常大于20分钟，甚至长达1小时。

2. 新发生的心绞痛时间在2个月以内，心绞痛程度较以往加重，较轻的体力劳动、活动后即可诱发。心绞痛发作频度增加、持续时间延长、放射至新的疼痛部位。

3. 心绞痛通过休息或口服硝酸甘油无法缓解。

4. 患者症状发作时可能伴有烦躁不安、出汗、皮肤苍白湿冷、恶心、呕吐、心动过速、恐惧和濒死感等。

5. 部分患者症状不典型，尤其是老年女性和糖尿病患者。

（二）主动脉夹层

1. 疼痛是最主要和最常见临床表现。超过80%的患者有突发前胸或胸背部持续性撕裂样或刀割样剧痛，起病后即达到高峰，可放射到肩背部、胸腹部等处。典型的急性主动脉夹层患者往往表现为突发的、剧烈的胸背部撕裂样疼痛。严重者可以出现心力衰竭、晕厥甚至突然死亡，多数患者同时伴有难以控制的高血压。

2. 血压变化：大多数患者合并高血压，且双上肢或双下肢血压相差较大。夹层破裂出血表现为严重的失血性休克。

3. 心血管系统：可出现主动脉瓣关闭不全、心力衰竭、心肌梗死、心包

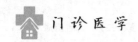

压塞等表现。

4. 器官或肢体缺血：主动脉分支闭塞可导致相应的脑、肢体、腹腔器官缺血症状，如夹层累及颈动脉、无名动脉导致神经系统缺血症状，可有头晕、一过性晕厥，严重者有缺血性脑卒中等表现；累及肾动脉出现腰痛、血尿等肾功能损害症状；累及肠系膜上动脉导致肠坏死；累及腹主动脉或髂动脉导致四肢缺血症状，可有脉搏减弱或消失、肢体发凉和发绀等表现。

5. 夹层动脉瘤破裂：可破入胸腔引起胸腔积液，也可破入食管、气管、腹腔，出现休克以及呕血、咯血等症状及体征。

除以上主要症状和体征外，因主动脉供血区域广泛，夹层的累及范围不同，表现也不尽相同，其他的情况还有：周围动脉搏动消失，左侧喉返神经受压时可出现声带麻痹，夹层压迫上腔静脉出现上腔静脉综合征，夹层压迫气管表现为呼吸困难，夹层压迫颈胸神经节出现霍纳（Horner）综合征，夹层压迫肺动脉出现肺栓塞体征，夹层累及肠系膜和肾动脉可引起肠麻痹乃至坏死和肾梗死等体征。

（三）肺栓塞

1. 呼吸困难：不明原因的呼吸困难及气促，活动后明显。

2. 胸痛：包括胸膜炎性胸痛或心绞痛样胸痛。

3. 晕厥：大面积肺栓塞时心排血量降低，导致脑缺血，提示预后不良。部分患者可猝死。

4. 濒死感：患者出现烦躁不安、惊恐甚至濒死感，多提示肺梗死面积较大，与严重呼吸困难或胸痛有关。

5. 咯血：多于肺梗死后 24 小时内发生，常为少量咯血，大咯血少见，多提示发生肺梗死。

6. 其他：某些患者可出现咳嗽、心悸等症状。

四、急救流程

胸痛中心可为急性胸痛患者提供快而准的诊断、准确的危险度评估和及时的治疗。所有急性胸痛患者均需尽快就诊。

（一）急诊胸痛患者接诊流程

1. 评估生命体征（ABCs）。

2. 低氧患者吸氧，维持血氧饱和度（SpO_2）＞94％。

3. 完成心电图检查。

4. 询问病史及快速体格检查。

5. 综合评估病史、体征和心电图检查结果。

6. 分类、分流、会诊及专科治疗。

（二）诊断流程

1. 急性冠脉综合征：急性冠脉综合征患者病情危急，接诊医师根据患者的病情病史、临床表现及生命体征做出初步判断，然后通过一系列相关检查，如心电图、心肌标志物、冠状动脉造影等，可诊断该病。

2. 主动脉夹层：胸痛一开始即达高峰，常放射到肩背部、腰腹部和双下肢，双上肢或双下肢的血压和脉搏可有明显差异，可有主动脉瓣关闭不全的表现，偶有意识模糊和偏瘫等神经系统受损症状。医师接诊时，应完善 CT、心电图、心肌标志物、超声心动图等检查，进行鉴别诊断。

3. 肺栓塞：可发生胸痛、胸闷、呼吸困难和休克，可伴有咳血等症状，同时有右心负荷急剧增加的表现，如发绀、肺动脉瓣区第二心音亢进、颈静脉充盈、肝大、下肢水肿等。心电图特征性表现和血常规、凝血功能、心肌标志物可帮助鉴别，肺动脉 CT 血管造影有助于确诊。

（三）120 急救或绕行急诊流程

1. 出诊：急诊科出诊人员在接到指令后 5 分钟内出车，携带心电图机、心电监护仪、胸痛急救药品、胸痛时间管理表、手术同意书及其他常规抢救设施。

2. 急诊科出诊人员到达现场后 2 分钟内评估患者生命体征是否稳定，生命体征稳定者立即接诊，生命体征不稳定者立即开展相关抢救，待生命体征基本稳定后转至医院。

3. 救护车回医院途中，完成 12/18 导联心电图检查，立即上传至胸痛中心联系群，电话通知心内科专家远程会诊，做好吸氧及心电监护，左上肢建立静脉通道。

4. 心内科专家审阅心电图检查结果，给予会诊意见。心内科医师在读取会诊结果后，一键启动电话通知介入导管室准备手术。

5. 急诊科出诊人员在心内科医师指导下给予患者阿司匹林 300mg＋替格瑞洛 180mg 或氯吡格雷 300mg 口服，同时与患者及其家属沟通，告知患者及

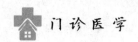

其家属急诊手术的相关事项及重要性，同时取得签字同意。

6. 介入医师和导管室在 30 分钟内开始手术，患者到院后绕行急诊科和 ICU 直达导管室，积极开展急诊经皮冠状动脉介入治疗（percutaneous coronary intervention，PCI），患者家属补办入院手续。

（饶克飞）

第十三章　上呼吸道感染

一、疾病特点

上呼吸道感染发病率一直比较高，全年均有发病高峰出现，但以冬春季节居多。80％左右的上呼吸道感染是由冠状病毒、鼻病毒、流感病毒和副流感病毒等引起的，另有20％左右则是由细菌引起的。气候突变、过度疲劳等可能导致免疫力下降的因素都会诱发该病，尤其是免疫功能低下或有慢性呼吸道疾病的患者更易发病。上呼吸道感染可导致患者出现持续咳嗽，严重影响患者正常生活、工作和学习。

临床上需要与上呼吸道感染鉴别的疾病包括某些急性传染性疾病，如麻疹、流行性出血热、流行性脑脊髓膜炎、脊髓灰质炎、伤寒、斑疹伤寒等，在这些疾病的流行季节或流行区应密切观察，并进行必要的实验室检查，以资鉴别。

二、临床表现

上呼吸道感染常见的临床表现有普通感冒型和病毒感染型。病毒感染型又可分为流行性感冒（简称流感）型、咽炎型和急性疱疹性咽峡炎型等。

1. 普通感冒型：又称急性鼻炎、伤风，好发于冬春季节；局部鼻咽部症状较重，如出现鼻塞、流清涕、打喷嚏、咽痛等，全身症状轻或无；可见鼻黏膜充血、水肿、有分泌物，咽部轻度充血；血常规白细胞计数偏低或正常，淋巴细胞比例升高；病毒分离在成年人多为鼻病毒，儿童多为呼吸道合胞病毒。一般5~7天可自愈。

2. 流感型：流感型起病急，有传染性，症状易变，以全身中毒症状为主，呼吸道症状较轻，有畏寒，高热（39~40℃），全身不适，腰背、四肢酸痛，乏力，头痛，头晕，喷嚏，鼻塞，流涕，咽痛，干咳，少痰。体格检查呈重病容，衰弱无力，面潮红，鼻咽部充血水肿，肺下部有少量湿啰音或哮鸣音。白细胞计数减少，淋巴细胞数相对增多。若继发细菌感染，可有黄脓痰、铁锈色痰、血痰、胸痛，白细胞计数、中性粒细胞数增多。病程3~5天。

3. 咽炎型：好发于冬春季节。以咽部炎症为主，可有咽部不适、发痒、灼热感、咽痛等，可伴有发热、乏力等，一般3~7天可自愈。上呼吸道感染潜伏期较短，起病急，继之有喷嚏、鼻塞、流涕等。检查时有咽部明显充血、水肿，颌下淋巴结肿大并有触痛；血常规白细胞计数可正常或减少，淋巴细胞比例升高；病毒分离多为腺病毒、副流感病毒和呼吸道合胞病毒等。

4. 急性疱疹性咽峡炎型：常发生于夏季，儿童多见，有咽痛、畏光、流泪、眼部发痒、发热等症状，病程4~6天；咽充血，软腭、腭垂、咽及扁桃体表面有灰白色疱疹及浅表溃疡，周围有红晕，形成明显疱疹。血常规白细胞计数正常或减少，淋巴细胞比例增高；病毒分离多为腺病毒及柯萨奇病毒A。

三、门诊流程

（一）诊断标准

1. 疑似病例，结合下述流行病学史和临床表现综合分析。

（1）流行病学史：①发病前有人群病例报告社区的旅行史或居住史；②发病前有免疫力下降病史；③有聚集性发病。

（2）临床表现：①发热、咽喉红肿、咽喉痛、咳嗽、声音嘶哑或者咽喉部有脓性分泌物，在这些症状中至少符合2项；②可能具有肺炎影像学特征；③发病早期白细胞计数正常或降低，或淋巴细胞计数减少。

疑似病例诊断标准：有流行病学史中的任意1条、符合临床表现中任意2条者可诊断，无流行病学史者符合临床症状3条即可诊断。

2. 确诊病例，符合疑似病例诊断标准，具备以下病原学证据之一者。

（1）呼吸道标本或血液标本实时荧光定量聚合酶链反应检查病毒核酸阳性。

（2）呼吸道标本或血液标本病毒基因测序，与已知的病毒高度同源。

（二）辅助检查

1. 常用辅助检查：根据病情变化和既往相关辅助检查，决定是否需要补充胸部影像学、血常规、血生化、血清学检查等。胸部影像学早期呈现多发小斑片影及间质改变，以肺外带明显，进而发展为双肺多发磨玻璃影、浸润影，严重者可出现肺实变，胸腔积液少见。出现儿童多系统炎症综合征（multisystem inflammatory syndrome in children，MIS-C）时，心功能不全者可见心影增大和肺水肿。血常规在发病早期可见外周血白细胞计数正常或减少，淋巴细胞计数减少。血生化检查部分患者可出现肝转氨酶、乳酸脱氢酶、肌酶、肌红蛋白、肌钙蛋白和铁蛋白增高。多数患者 C 反应蛋白（C-reactive protein，CRP）升高和红细胞沉降率加快，降钙素原正常。重型、危重型患者可见 D-二聚体升高、外周血淋巴细胞进行性减少、炎性介质升高。血清学检查，病毒特异性 IgM 抗体、IgG 抗体阳性，发病 1 周内阳性率较低，存在假阳性。一般不单独以血清学检查作为诊断依据，需结合流行病学史、临床表现和基础疾病等情况综合判断。病原学检查包括鼻咽拭子、痰和其他下呼吸道分泌物、血液、大便、尿液等标本中可检查出病毒核酸，规范采集，尽快送检。

2. 拭子标本采集操作规范。

（1）操作前准备与评估。

①护士准备：根据暴露标准选择防护标准。

常规患者筛查：穿工作服、隔离衣，戴医用防护口罩、工作帽、手套、护目镜或防护面屏。

有流行病学史或疑似患者筛查：穿工作服、防护服，戴医用防护口罩、工作帽、手套、护目镜或防护面屏，必要时增加靴套。

②环境准备：采样点独立、通风、宽敞明亮，有符合标准的消毒设备。

③用物准备：检验条码、采样管、咽拭子、鼻咽拭子、密封袋、免洗手消毒液、压舌板、手电筒、标本运输箱。

（2）操作过程。

①与患者核对检验条码上的姓名、年龄、性别，确认无误后正确粘贴至采样管外壁。

②与患者沟通，告知采样目的，嘱其尽量配合，消除其紧张情绪。用手电筒查看患者口咽部或鼻腔有无红肿破溃，询问其近期有无手术或外伤，或抗凝药物使用史。进行手卫生。

③检查拭子外包装有无破损及有效期，检查采样管有无破损漏液；再次核对患者信息。

④采集时站于患者侧前方。

咽拭子：打开拭子包装，嘱患者取下口罩张大嘴，尽量暴露双侧咽扁桃体，头微后仰，用拭子头越过舌根在两侧咽扁桃体及咽后壁略用力来回转动擦

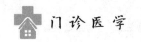

拭 3 次或以上。若暴露不理想，可用压舌板压住舌根再进行采集。

鼻咽拭子：打开拭子包装之前，估算患者鼻孔至耳郭前的距离，作为参照。嘱患者露出鼻孔，打开拭子包装，以垂直于面部的方向，缓慢轻柔沿患者下鼻道将拭子顶端送入鼻咽后壁停留 15~30 秒，旋转 3 周后退出。

⑤采集完毕及时提醒患者戴好口罩，将采集完毕的拭子垂直放入采样管，沿折痕折断，确认盖紧采样管后，再次与患者核对信息，将采样管放到密封袋中密封好，扫描确认后直立置于专用标本运输箱中及时运送检验。再次进行手卫生。

（3）注意事项。

①患者采样前 2 小时内尽量避免进食，0.5 小时内禁止吸烟、喝酒、嚼口香糖等。

②采样过程中，若患者出现刺激性干咳、恶心、呕吐、出血等不适，可暂缓采样，嘱其放松后重新采样，必要时可根据情况更换采样部位。

③提前询问患者既往是否有血液病、口鼻部手术史，是否使用过抗凝药物，根据情况选择采样部位，采样动作轻柔。

④除检查时，其他时间嘱患者戴好口罩，排队严格保持 1m 以上间距，不交谈，避免交叉感染。

（三）干预

1. 原则：早发现、早治疗，控制并发症，个体化，全面康复，宣教和预防。

2. 调药：对症治疗，调整临床用药，具体用药参见相关指南。

3. 居家治疗：轻症患者可以居家对症治疗，做好自我及家人个人防护，勤通风，做好消毒工作。

4. 住院治疗。

（1）疑似及确诊病例应在具备有效隔离条件和防护条件的定点医院隔离治疗，疑似病例应单人单间隔离治疗，确诊病例可多人收治在同一病室。

（2）重症患者应当尽早收入 ICU 治疗。

（饶克飞）

第十四章　心房颤动

一、疾病特点

心房颤动（atrial fibrillation，AF）简称房颤，是常见的心律失常之一，指心脏电生理信号出现异常，从窦房结以外的心房部位发出异常电生理信号，使心房处于快速紊乱的颤动状态，因而形象地称之为房颤。临床上常表现为心悸、乏力、气促、眩晕等症状。房颤的主要病理生理改变为心律失常、心功能受损以及心房附壁血栓形成，导致心力衰竭、脑卒中等严重并发症。

房颤常见相关因素有心脏瓣膜病、冠状动脉性心脏病（简称冠心病）、先天性心脏病、心肌炎、高血压、甲状腺功能亢进、慢性肺疾病、吸毒、酗酒、过度劳累、电解质平衡紊乱，以及其他原因导致心脏受到外力损伤等。

房颤患者心功能、体力、生活质量明显下降，情绪低落，随时可能发生心绞痛和心力衰竭，其脑卒中发生率也比一般人群高 5～17 倍，需要频繁的医疗保健，家庭及社会负担显著加重。

二、临床表现

房颤发生时心房有效收缩消失，心排血量下降达 25%，可能导致患者出现心悸、疲乏、劳累、气促及眩晕等非特异性症状。心脏听诊第一心音强弱不等，心律绝对不齐，心室率快时有脉搏短绌。心电图检查有助于确立诊断。

房颤的主要危害来自血栓栓塞、心功能受损等并发症。房颤导致心脏的搏动失去节奏而快速紊乱，心肌不能有效收缩，血液不能被正常泵出而淤积于心脏中凝结成块，通常大多数位于左心耳中。小的血块流向脑部或全身重要器官，导致缺血性脑卒中及急性器官动脉栓塞，使患者发生意外死亡。同时心肌失去正常收缩运动规律而逐渐纤维化，可能引发心力衰竭。

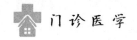

三、门诊流程

（一）诊断

1. 临床诊断：房颤常见症状和体征如下。

（1）心律失常及心排血量下降症状：如心悸、疲乏、劳累、气促及眩晕等。

（2）心脏听诊：第一心音强弱不等，心律绝对不齐，心室率快时有脉搏短绌。

（3）并发症：血栓栓塞症状及心功能受损症状。

2. 辅助检查：心电图特征如下。

（1）P波消失，代之以小而不规则的f波，频率350～600次/分。

（2）心室率极不规则。

（3）QRS波群形态一般正常，但心室率过快出现室内差异性传导时可能增宽变形。

（二）干预

1. 原则：房颤强调长期综合管理，房颤治疗的基本原则为在治疗原发疾病和诱发因素的基础上，积极预防血栓栓塞、转复并维持窦性心律及控制心室率。

2. 抗凝治疗：由于房颤患者高发血栓栓塞，抗凝治疗是房颤治疗的重要内容。常用药物为华法林，近年来出现的新型口服抗凝药如达比加群等也可考虑。对于合并心脏瓣膜病的患者应进行抗凝；对非心脏瓣膜病患者，需使用 CHA_2DS_2-VASc 评分系统评估患者血栓风险（表14-1）。评分≥2分者需抗凝治疗；评分1分者应权衡利弊，优选抗凝治疗；评分0分者无需抗凝治疗。该评分系统简便易行，但对低危患者并不准确。近年来新的基于血流动力学及心房形态学的评估方法已取得进展。房颤患者抗凝治疗前还需进行 HAS-BLED出血评分以评估出血风险（表14-2），评分≥3分则为高出血风险。需注意，不应将 HAS-BLED 出血评分高视为抗凝禁忌证，而应积极纠正可逆的出血高危因素。

表 14－1　CHA$_2$DS$_2$－VASc 评分系统

危险因素	计分（分）
充血性心力衰竭/左心室功能障碍（C）	1
高血压（H）	1
年龄≥75 岁（A）	2
糖尿病（D）	1
脑卒中、短暂性脑缺血发作、血栓栓塞病史（S）	2
血管疾病（V）	1
年龄 65～74 岁（A）	1
性别（女性，Sc）	1

表 14－2　HAS－BLED 出血评分

临床特点	计分（分）
高血压（H）	1
肝功能、肾功能异常（各 1 分，A）	1 或 2
脑卒中（S）	1
出血（B）	1
INR 值易波动（L）	1
老年（年龄＞65 岁，E）	1
药物或嗜酒（各 1 分，D）	1 或 2

注：INR，国际标准化比值。

3. 心律控制。

（1）药物治疗：口服药物如ⅠA、ⅠC 或Ⅲ类抗心律失常药，不能单独用于治疗房颤，在患者接受直流电复律后或住院治疗后常结合药物治疗，必须监控药物反应以预防不良反应。

（2）直流电复律：用两个电极片放置在患者胸部的适当部位，通过除颤仪发放电流而重新恢复心律。患者需要住院治疗，单独实行直流电复律不能治愈慢性房颤，疗效随患者房颤病史增长、心房扩张加剧、年龄增高而显著减弱。

（3）安装永久心脏起搏器：永久心脏起搏器价格昂贵，起搏导线也永久存留在患者静脉中，长期心脏起搏刺激引起非生理性心脏收缩会导致房颤和心力衰竭。

（4）心导管消融：应用特殊的导管经静脉插入心脏，通过射频消融能量阻止异位电活动引起的电折返回路，从而消除房颤。

（5）外科消融手术：外科消融手术可以在微创胸腔镜下，或者开胸和体外循环的情况下，单独或同时治疗房颤和其他心脏疾病，如心脏瓣膜病、冠心病等，可以在瓣膜置换或搭桥手术的同时治疗房颤。术中会切除或关闭左心耳，因为左心耳是房颤时血栓形成的最主要来源，从而大幅度降低缺血性脑卒中的风险。

（钱永军　孙伊人　杨子琪）

第十五章　心脏瓣膜病

一、疾病特点

心脏瓣膜是位于心房与心室、心室与大动脉之间的薄膜状阀门结构，具有开闭功能，可维持血流的单向流动。心脏瓣膜病（valvular heart disease）指各种原因导致心脏瓣膜解剖结构、功能异常，继发心功能不全或心力衰竭的疾病。其病理改变包括瓣膜狭窄或关闭不全。瓣膜狭窄或关闭不全造成血流动力学紊乱，引起心脏负荷增加，心肌重构，导致心功能不全或心力衰竭。临床表现为活动或劳作后心悸、气促、胸闷、下肢水肿等。

心脏瓣膜病常见的病因包括炎症、黏液样变性、退行性改变、先天畸形、缺血性坏死、创伤等。心脏瓣膜病可分为解剖结构异常和功能异常，包括以下几种组合：①瓣膜有解剖结构异常，而功能正常，如先天性二叶式主动脉瓣、三尖瓣发育不良；②瓣膜的解剖结构和功能均有异常，如风湿性二尖瓣狭窄、三尖瓣下移畸形；③瓣膜的解剖结构正常，但功能异常，如冠心病心肌梗死后乳头肌功能不全继发的二尖瓣反流。根据不同病因，心脏瓣膜病可分为先天性、风湿性、感染性、老年退化性、老年性瓣膜钙化、外伤性、急性心肌梗死后、心肌病性等瓣膜病。根据瓣膜病变的位置和类型，心脏瓣膜病可分为二尖瓣狭窄、三尖瓣关闭不全、主动脉瓣狭窄等，如有2个及以上的瓣膜有各种病变同时存在，则称联合瓣膜病变。根据发病的缓急和病程长短，心脏瓣膜病可分为急性心脏瓣膜病（数天或数月内出现病变并进展）和慢性心脏瓣膜病（几年或几十年才引起明显症状）。

二、临床表现

心脏瓣膜病主要表现为劳力性呼吸困难、胸闷、气促、乏力、头晕、心悸等，其临床表现与发生病变的瓣膜类型、病变的严重程度、病程长短等因素密

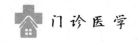

切相关。

肺循环淤血表现：主要为左心衰竭肺循环淤血，常见于二尖瓣狭窄，表现为活动或劳作后心悸、气促，即劳力性呼吸困难，休息后上述症状可得到一定程度的缓解。病变严重者可出现端坐呼吸或夜间阵发性呼吸困难，咳嗽、咳粉红色泡沫样痰。

体循环淤血表现：三尖瓣关闭不全导致的右心衰竭可导致体循环淤血，表现为颈静脉怒张、肝脾大、下肢水肿、胸腔积液、腹水等。

其他症状：心绞痛、咯血、食欲减退等。

三、门诊流程

（一）诊断

1. 临床诊断：心脏瓣膜病的症状和体征如下。

（1）二尖瓣狭窄。

症状：患者因肺淤血和肺水肿而出现劳力性呼吸困难、咳嗽、咯血、端坐呼吸和夜间阵发性呼吸困难，由于心排血量不足出现心悸、头晕、乏力等症状。

体征：常可见颊部潮红、口唇轻度发绀，即二尖瓣面容。心脏触诊可发现心尖区舒张期震颤和右心抬举性搏动。心尖区听诊：第一心音亢进，舒张中期隆隆样杂音，肺动脉高压和右心衰竭的患者可出现肺动脉瓣第二心音亢进、分裂，颈静脉怒张，肝大，腹水和双下肢水肿。

（2）二尖瓣关闭不全。

症状：慢性二尖瓣关闭不全病变较轻、心功能代偿好者可无任何症状，病变较重者可见虚弱、乏力、劳力性呼吸困难、端坐呼吸等症状。

体征：心尖区可闻及Ⅲ级或Ⅲ级以上的全收缩期杂音伴收缩晚期加强，并向腋部传导，心尖搏动增强并向左下移位，心尖区第一心音减弱或消失，肺动脉瓣第二心音亢进。晚期患者出现颈静脉怒张、肝大、下肢水肿。

（3）主动脉瓣狭窄。

症状：轻度狭窄可无任何症状，中度和重度狭窄可表现为乏力、劳力性呼吸困难、运动时晕厥、心绞痛甚至猝死。

体征：主动脉瓣区可闻及收缩期喷射样杂音，并向颈部传导，常伴有收缩期震颤，重度狭窄者可出现血压偏低、脉压小和脉搏细弱。

（4）主动脉瓣关闭不全。

症状：轻者可无明显症状，发生症状多与左心室明显扩大和左心室收缩功能降低有关，表现为乏力、心悸、眩晕、晕厥等症状，头颈部动脉可扪及强烈搏动感，晚期可出现心力衰竭。

体征：心界向左下扩大，心尖抬举性搏动，主动脉瓣区闻及舒张早中期叹息样杂音，向心尖传导。可伴有周围血管征如水冲脉、股动脉枪击音。

（5）三尖瓣狭窄。

症状：食欲减退、肝区不适、消化不良、肝淤血性黄疸、四肢乏力、腹水和下肢水肿、发绀（表现为末梢淤滞性发绀）。

体征：面颊轻度发绀和黄疸、体静脉淤血性表现（颈静脉充盈、顽固性水肿、肝脾大、腹部膨隆、腹水）；心界向右侧扩大，三尖瓣区可闻及舒张中晚期低调隆隆样杂音，直立位吸气时杂音增强，呼气时或 Valsalva 动作屏气期杂音减弱。三尖瓣狭窄伴有明显的右心淤血体征时表现为颈静脉充盈、有明显 a 波，呼气时增强。

（6）三尖瓣关闭不全。

症状：轻度三尖瓣关闭不全可无明显症状，中至重度三尖瓣关闭不全可表现为疲乏、食欲减退、劳力性心悸、气促，肝淤血者可致右季肋区、右上腹胀痛。

体征：心界向右侧扩大，三尖瓣区闻及局限性高调、吹风样全收缩期杂音，深吸气时杂音增强（Carvallo 征）。第一心音减弱，有肺高压时，肺动脉瓣第二心音亢进，常可闻及右心室第三心音（奔马律）。

（7）肺动脉瓣狭窄。

症状：大多数单纯的肺动脉瓣狭窄都是先天性的，轻度的肺动脉瓣狭窄常无症状，中重度肺动脉瓣狭窄可出现劳力性呼吸困难、胸闷、乏力、发绀。

体征：肺动脉听诊区可闻及收缩期喷射样杂音，胸骨左上缘上方心底部最响亮。第一心音正常或增强，第二心音有宽的分裂。

（8）肺动脉瓣关闭不全。

症状：轻度肺动脉瓣关闭不全一般无明显症状，重度肺动脉瓣关闭不全可致右心室容量负荷增加、右心室扩大、右心室肥厚及右心衰竭表现，如食欲减退、腹胀、肝区不适、呼吸困难、四肢乏力、双下肢水肿等。

体征：肺动脉瓣区闻及收缩期喷射样杂音，伴有肺动脉瓣第二心音亢进和分裂，吸气时明显。

2. 辅助检查：根据病情变化和既往相关辅助检查，决定是否需要完善超声心动图、心电图、胸部 X 线、心脏 MRI、三大常规、血生化、心肌标志物、N 末端脑钠肽前体（NT-proBNP）、冠状动脉 CT 造影等检查。

（1）二尖瓣狭窄。

超声心动图：M 型超声检查发现二尖瓣前后叶活动异常，失去 E、A 双峰，心动曲线呈墙垛样改变。二维超声可见瓣叶活动差、增厚挛缩甚至钙化，二尖瓣瓣口面积缩小，左心房、右心室、右心房扩大，而左心室正常。

X 线检查：轻度病变多无明显异常，重度病变可有主动脉球缩小、肺动脉圆锥突出、左心房和右心室扩大，心影呈梨形，右心房可见双房影。肺淤血表现为肺门增大而模糊，有时可见肺淋巴管扩张及肺小叶间隔积液所致双肺下部及肋膈处水平细线（Kerley B 线）。

心电图：常出现电轴右偏、P 波增宽、右心室肥大伴劳损和房颤。

（2）二尖瓣关闭不全。

超声心动图：左心房、左心室扩大，二尖瓣活动度大且关闭不全，有时可见断裂的腱索。

X 线检查：左心房、左心室扩大，肺淤血。

心电图：P 波增宽、电轴左偏、左心室肥大和劳损，晚期可出现房颤。

（3）主动脉瓣狭窄。

超声心动图：M 型超声检查可见主动脉瓣叶开放振幅减小，二维超声检查发现主动脉瓣叶增厚、钙化，瓣叶活动度减小，主动脉瓣口面积缩小。

X 线检查：可见升主动脉扩张，左心室肥厚，晚期可有肺淤血。

心电图检查：电轴左偏、左心室肥大伴劳损，部分患者有束支传导阻滞、房室传导阻滞或房颤。

（4）主动脉瓣关闭不全。

超声心动图：左心室扩大，主动脉瓣瓣叶在舒张期不能完全闭合，瓣叶结构改变，舒张期主动脉血流反流至左心室。

X 线检查：升主动脉与左心室扩大，搏动振幅增大，左心衰竭者可见肺淤血征象。

心电图：电轴左偏，左心室肥大伴劳损。

（5）三尖瓣狭窄。

超声心动图：M 型超声显示瓣叶增厚，双峰曲线消失，呈墙垛样改变。二维超声可见三尖瓣增厚，舒张期瓣叶呈圆顶状，活动受限。多普勒超声可见三尖瓣前向血流速度加快，若三尖瓣平均跨瓣舒张压差在 2mmHg 以上，可诊断为三尖瓣狭窄。

X 线检查：右心缘下部向右扩大，右心房明显扩大，上腔静脉阴影增宽，下腔静脉和奇静脉扩张，肺野清晰。

心电图：多为窦性心律，房颤多见于病程晚期；多见右心房肥大，Ⅱ 及 V_1 导联 P 波高尖，振幅 $>0.25mV$。

（6）三尖瓣关闭不全。

超声心动图：二维超声可显示三尖瓣形态结构，风湿性三尖瓣关闭不全可见三尖瓣增厚、回声增强，收缩期三尖瓣瓣叶对合不良。多普勒超声可见右心室至右心房的反流信号。

X 线检查：右心室、右心房增大，心脏右缘凸出。右心房压升高者可见脐静脉扩张和胸腔积液。

心电图：心房肥大，P 波高尖宽大，右心室肥厚劳损，有不完全性右束支传导阻滞。

（7）肺动脉瓣狭窄。

超声心动图：M 型超声可见 a 波加深（$>7mm$）。二维超声可见右心室收缩时，瓣叶不平行贴于肺动脉壁，呈圆顶状凸向肺动脉干，继发改变可见右心房、右心室增大。

X 线检查：可见肺动脉干增宽，左心缘的第二弓突出，重度肺动脉瓣狭窄者肺血管纹理减少，肺野清晰，右心房、右心室轻度增大，心尖圆钝向下。

心电图：轻度肺动脉瓣狭窄大多数心电图正常，可能仅电轴轻微右偏，中至重度肺动脉瓣狭窄大多数心电图表现为电轴右偏，V_1 导联 R/S 比例倒置，右心室肥厚伴劳损，肺型"P"波，右束支传导阻滞。

（8）肺动脉瓣关闭不全。

超声心动图：右心室扩大，右心室肥厚，肺动脉高压，肺动脉干增宽，多普勒超声心动图可测量瓣口反流量。

X 线检查：伴有肺动脉高压者可见中央肺动脉增粗，周围肺动脉纤细，右心扩大。

心电图：右心室扩大，电轴右偏，可伴有右束支传导阻滞。

（二）心功能评估

1. 美国纽约心脏学会（New York Heart Association，NYHA）心功能分级：用于慢性心力衰竭患者心功能的评价，详见第二十九章。

2. 6 分钟步行试验：用于评价慢性心力衰竭患者的运动耐力。测量患者在 6 分钟平地行走的距离。6 分钟步行距离 $<150m$，为重度心力衰竭；6 分钟

步行距离为150~450m，为中度心力衰竭；6分钟步行距离＞450m，为轻度心力衰竭。

（三）干预

1. 一般治疗：避免过度体力活动和剧烈运动，定期门诊随访心电图、超声心动图等检查，并决定治疗方案。

2. 药物治疗。

针对病因：风湿性瓣膜病患者在疾病活动期应给予抗风湿治疗，长期给予苄星青霉素预防风湿热复发。

减轻心脏负荷：利尿剂有助于降低心脏容量负荷，减轻心脏负担。使用利尿剂的同时注意监测并维持电解质平衡。

改善血流动力学、纠正心力衰竭：洋地黄类药物、正性肌力药物、血管扩张药物有助于改善心脏瓣膜合并心力衰竭患者的血流动力学紊乱，改善心功能。

延缓心室重塑：血管紧张素转化酶抑制剂（ACEI）、β受体阻滞剂用于心脏瓣膜病合并慢性心力衰竭的治疗，有助于延缓心室重塑。

抗凝治疗：对于心脏瓣膜病合并房颤、心房扑动者，有体循环栓塞史、左心房血栓栓塞史及接受过瓣膜置换手术者，需予以抗凝治疗，门诊定期随访。

3. 微创手术治疗：包括经导管二尖瓣夹合术（MitraClip术）、经导管主动脉瓣植入术、经皮球囊主动脉瓣成形术等，微创治疗创伤小、术后恢复快，特别适用于麻醉风险较大的老年患者。

4. 外科手术治疗：包括瓣膜成形修复术和人工瓣膜置换术。瓣膜成形修复术可用于二尖瓣、主动脉瓣、三尖瓣的修复，以二尖瓣、三尖瓣修复居多，主要适用于瓣环扩张造成的瓣膜关闭不全，瓣叶无钙化、无风湿性改变，瓣叶有扩大但瓣下腱索无增厚者。人工瓣膜置换术主要适用于瓣膜病变程度严重、瓣膜钙化、瓣叶增厚挛缩者。

（钱永军　童　琪　王天乐）

第十六章　心脏瓣膜病术后抗凝治疗

一、疾病特点

心脏瓣膜病是我国常见的心脏疾病之一，据 2021 年《中国心外科手术和体外循环数据白皮书》统计显示，中国心脏瓣膜手术量保持持续增长趋势，年手术 7.7 万例，约占心血管手术总量的 27.7%。心脏瓣膜病的外科手术治疗方法主要包括人工瓣膜置换术及瓣膜成形修复术。由于机械瓣膜较好的耐久性，受到众多患者的青睐；同时结合我国心脏瓣膜病的疾病谱特点（中年风湿性心脏瓣膜病患者占比较高），机械瓣膜一直是主要的置换瓣膜种类，但机械瓣膜易激活人体凝血机制形成血栓，术后需要终身服用抗凝药。

随着我国心脏瓣膜病疾病谱特点的改变（风湿性心脏瓣膜病的比例在下降，而老年退行性心脏瓣膜病的比例在上升）、生活理念的变化及介入瓣膜的兴起，生物瓣膜的使用数量及占比正在逐年增加，但是生物瓣膜置换术后早期仍存在一定的血栓栓塞风险。

因此心脏瓣膜病术后规范的抗凝治疗尤为重要，不仅可以有效降低血栓栓塞风险、减少抗凝相关出血并发症，同时也是改善远期生活质量的关键因素。

二、临床表现

抗凝治疗过程中的主要临床表现为抗凝不足的血栓形成与抗凝过度引起的出血、止血困难。

1. 出血：是抗凝治疗过程中最为常见且较为严重的并发症之一，其发生率为 0.7%～10.4%。主要表现为牙龈出血、鼻腔出血、结膜出血、血尿、皮下血肿等。

2. 人工瓣膜置换术后栓塞：发生率为 0.30%～1.48%。血栓附着在瓣膜口，有可能需要再次手术，甚至造成卡瓣猝死；血栓脱落，随血流到各器官或肢体血管，易导致下肢静脉栓塞、脑血栓、肺栓塞等。血栓栓塞时主要表现为心脏瓣膜开合声音突然变化或消失，或心率同时出现异常；突然晕厥、偏瘫，或下肢疼痛、苍白。

三、门诊流程

（一）评估

1. 临床评估。具有以下一项或多项血栓栓塞风险因素的患者在排除出血风险后需要进行抗凝治疗。

（1）机械瓣膜置换术后。

（2）生物瓣膜置换术后 3～6 个月。

（3）高血栓风险：使用小号人工瓣膜、房颤、左心室功能低下（射血分数 <0.35)、既往有血栓病史或存在高凝状态者。

2. 辅助检查：根据是否出现抗凝相关临床表现和既往相关辅助检查，决定是否需要补充超声心动图、心电图、凝血四项、血生化等检查。

3. 抗凝达标与停药指征：根据国际标准化比值（INR）是否在目标范围内及临床表现综合判断患者是否抗凝达标。根据 HAS－BLED 出血评分预估患者出血风险，当患者处于高出血风险状态（HAS－BLED 出血评分≥3 分）时，可考虑暂时停用抗凝药物，排除出血风险后恢复抗凝治疗。

（二）干预

1. 原则：尽早进行、阶段用药、控制并发症、个体化、定期监测、动态调整、宣教和预防。

2. 抗凝治疗方案。

常用药物为华法林钠片，常见规格为每片 2.5mg，每天 1 片，建议每晚在固定时间段服药，如果忘记服药 4 小时内可补服，4 小时后不必补服，第二天按正常剂量服用，必要时复查 INR。误服华法林时，请及时监测 INR。

抗凝的效果因人而异，因为遗传差异、饮食习惯、合并用药、合并疾病、环境因素等都会影响华法林的疗效。部分患者的肝与华法林的亲和力低，需要使用正常剂量的 5～20 倍。如果 INR 长期不达标，可以去医院检查相关的基因型。

根据不同手术部位、不同类型的人工瓣膜、不同手术方式、是否合并其他心脏手术、有无高危血栓风险、有无高危出血风险等，制订个体化抗凝强度的药物治疗方案（表16-1）。

表16-1　各类人工瓣膜或手术方式的 *INR* 达标范围

INR 达标范围	人工瓣膜置换术			合并房颤	瓣膜成形修复术
	主动脉瓣	二尖瓣	三尖瓣		
INR 精准达标范围	1.5～1.7	1.8～2.0	2.0～2.5	2.0～2.5	1.5～2.0
INR 基本达标范围	1.5～2.5				

注意合并用药，有些药物可加强抗凝药物的作用，导致出血，不能随便服用，如阿司匹林、双嘧达莫、乙醇等。此外，长期大量使用广谱抗生素也会加强华法林作用导致出血。反之，下列药物能降低华法林的抗凝作用：安眠药、口服避孕药、利福平等。不明成分的中药也有类似不良反应，应慎用。

3. 抗凝监测与调药原则：门诊安排定期抗凝监测，并在抗凝未达标（抗凝不足或抗凝过度）的情况下及时调整抗凝药物的剂量。

抗凝监测周期：术后2周内，每3天进行1次凝血功能检查；术后2周到1个月，每周进行1次凝血功能检查；术后2～12个月，每2周进行1次凝血功能检查；术后1年后，每月进行1～2次凝血功能检查。出现抗凝相关风险事件时，立即到医院进行凝血功能检查，必要时紧急处理。

调药原则：每次原则上剂量调整范围为±1/4片（每片2.5mg），调药后定期检查凝血功能。

4. 桥接抗凝：当心脏瓣膜病术后患者进行抗凝治疗期间，因接受其他手术需要暂停抗凝治疗时，需要根据患者的整体情况综合考虑其桥接抗凝方案。

（1）机械瓣膜置换术后的患者接受小创伤手术（如拔牙、皮肤手术及白内障手术等），出血风险低且易控制，可不暂停华法林标准剂量治疗。

（2）主动脉瓣双叶机械瓣膜置换术后，且无其他栓塞风险者，在接受创伤性手术时，可在术前2～4天暂停华法林抗凝，且无需其他桥接抗凝措施；术前复查凝血指标，若凝血酶原时间延长，可在术前手术室内给予维生素 K₁ 进行华法林拮抗。同时建议在术后出血风险可接受时尽早恢复华法林抗凝，一般在手术24小时后恢复。

（3）当心脏瓣膜病术后长期接受华法林抗凝治疗患者需要接受紧急非心脏手术或其他创伤性手术时，可注射凝血酶原复合物（建议使用含有Ⅱ、Ⅶ、Ⅸ、Ⅹ因子的制剂）恢复凝血状况（5～15分钟后发挥作用，并持续12～24小时),也可使用新鲜冰冻血浆(1~4小时后起效,持续时间<6小时)。

(4)生物瓣膜置换或瓣膜成形修复术后因房颤接受抗凝治疗者,综合 CHA_2DS_2-VASc 评分及出血风险评估后,建议在接受创伤性手术前采取一定的桥接抗凝措施。

(5)对于主动脉瓣机械瓣膜置换术后存在其他栓塞风险、陈旧款主动脉瓣机械瓣膜或二尖瓣机械瓣膜置换患者,在接受创伤性手术前3~4天可暂停华法林抗凝,以静脉肝素(术前4~6小时暂停)或低分子量肝素(使用时建议检查抗 Xa 因子水平评价疗效,术前12小时暂停)作为桥接抗凝措施,并在手术前复查凝血指标, $INR<1.5$ 方可进行手术;术后出血风险可接受时尽早恢复华法林抗凝。

5. 抗凝相关风险事件的紧急处理。

(1)出血处理。

①当机械瓣膜置换术后患者出现难以控制的出血时,可注射凝血酶原复合物恢复凝血状况,其作用优于新鲜冰冻血浆;如果预估患者在接下来的7天内暂停使用华法林,也可联合静脉使用维生素 K_1 进行拮抗治疗。

②生物瓣膜置换或瓣膜成形修复术后患者在接受新型口服抗凝药治疗期间出现难以控制的出血,可使用艾达赛珠单抗(在15分钟内注射2.5mg)进行有效拮抗;也可使用 Andexanet alfa 拮抗 Xa 因子抑制剂;在这期间也可考虑使用凝血酶原复合物恢复凝血状况。

③从现有的研究来看,对于机械瓣膜置换术后接受华法林抗凝治疗时, INR 显著升高达4.5~10.0,但无合并活动性出血患者,在暂停使用华法林的同时给予维生素 K_1 治疗,同时增加监测频率,以尽快达到 INR 安全目标范围。

(2)血栓处理。

①对于机械瓣膜置换术后接受华法林抗凝期间出现脑卒中或体循环栓塞症状的患者,首先应评估 INR 是否达标、服药依从性,是否有药物的增减调整、饮食结构的改变、饮酒等情况,做出初步判断,然后在充分评估出血风险的基础上,建议将目标 INR 上调至高限或增加阿司匹林(75~100mg/d)抗血小板治疗,但是关于何者获益更多尚缺乏临床研究数据。

②对于生物瓣膜或经导管主动脉瓣植入术后接受抗血小板治疗期间出现脑卒中或体循环栓塞症状的患者,需进一步行经食管超声心动图或3D CT检查明确瓣窦内血栓情况,当排除是由瓣窦内血栓诱发时,则全面评估神经系统状况,排除其他诱发栓塞的病因;在充分评估出血风险的基础上,改为华法林或

新型抗凝药物进行治疗。

③当怀疑患者存在左心机械瓣膜血栓形成时，需立即行经食管超声心动图或 CT 等检查评估瓣膜功能、瓣叶活动状况及血栓情况；当诊断明确，患者存在瓣膜功能障碍的情况下，需立即启动溶栓或急诊手术治疗。

④当生物瓣膜置换术后怀疑患者瓣膜血栓形成时，需行经食管超声心动图或 CT 等检查明确诊断；在诊断明确或高度怀疑瓣膜血栓形成，但血流动力学状况尚平稳，且无抗凝禁忌存在时，建议开始给予华法林抗凝治疗，但其治疗周期目前尚缺乏相关的循证依据。

（钱永军　王政捷　蔡　杰）

第十七章 糖尿病

一、疾病特点

糖尿病（diabetes mellitus，DM）是由胰岛素分泌不足和/或作用缺陷引起的，以高血糖为主要特征的一组多病因代谢性疾病。糖尿病是常见病、多发病，根据国际糖尿病联盟（International Diabetes Federation，IDF）发布的《全球糖尿病地图（第 10 版）》，截至 2021 年，全球 20～79 岁人群中共有 5.37 亿人罹患糖尿病，预期到 2030 年将增至 6.43 亿。一旦罹患糖尿病需终身管理，而由糖尿病引发的多种并发症大大增加了医疗负担和照顾负担。因此，糖尿病已成为严重威胁人类健康的世界性公共卫生问题。

糖尿病分 4 种类型，即 1 型糖尿病（diabetes mellitus type 1，T1DM）、2 型糖尿病（diabetes mellitus type 2，T2DM）、其他特殊类型糖尿病和妊娠糖尿病。其他特殊类型糖尿病包括胰岛 B 细胞功能遗传性缺陷、胰岛素作用遗传性缺陷、胰腺外分泌疾病、感染等所致的糖尿病。

糖尿病病因与发病机制复杂。但有证据显示遗传因素及环境因素共同参与其发病过程。糖尿病的自然进程有 3 个阶段：①患者发生糖尿病相关病理生理改变，但糖耐量正常。这些病理生理改变包括自身免疫抗体阳性、胰岛素抵抗、胰岛 B 细胞功能缺陷等。②病情进展至正常葡萄糖稳态和糖尿病高血糖之间的中间代谢状态，即出现糖调节受损（impaired glucose regulation，IGR），包括空腹血糖受损（impaired fasting glucose，IFG）和糖耐量减低（impaired glucose tolerance，IGT），两者可分别或同时存在。③发展为糖尿病。

1 型糖尿病绝大多数是自身免疫性疾病，遗传因素和环境因素共同参与其发病。某些外界因素（如病毒感染、化学毒物和饮食等）作用于有遗传易感性的个体，激活 T 淋巴细胞介导的一系列自身免疫反应，引起选择性胰岛 B 细胞破坏和衰竭，体内胰岛素分泌不足进行性加重，最终导致糖尿病。近年证实

1 型糖尿病也存在胰岛素抵抗，后者在 1 型糖尿病的发病和/或加速病情恶化中也起一定作用。

2 型糖尿病主要发病因素是遗传因素与环境因素。2 型糖尿病有更明显的遗传基础，同卵双生子的同病率接近 100％，遗传因素主要影响胰岛 B 细胞功能。2 型糖尿病的遗传特点：①参与发病的基因多，分别影响糖代谢过程中的某个环节，而对血糖值无直接影响；②每个基因参与发病的程度不等，大多数为次效基因，可能有个别为主效基因；③每个基因只是赋予个体某种程度的易感性，并不足以致病，也不一定是致病必需；④多基因异常的总效应形成遗传易感性。虽然遗传因素在 2 型糖尿病发病中起重要作用，但起病和病情进程受环境因素的影响而变异很大。环境因素包括年龄增长、现代生活方式、营养过剩、体力活动不足及应激、化学毒物等。遗传因素和上述环境因素共同作用下引起的肥胖，特别是中心性肥胖，与胰岛素抵抗和 2 型糖尿病的发生密切相关。

二、临床表现

典型表现为"三多一少"症状，即多饮、多尿、多食和体重减轻。血糖升高产生渗透性利尿，出现多尿、口干和多饮，体内葡萄糖不能充分氧化供能，导致患者易饥饿多食。由于机体不能利用葡萄糖，且蛋白质和脂肪的分解代谢增强，大部分患者出现体重减轻。此外，患者常伴视物模糊、皮肤瘙痒，女性外阴瘙痒，四肢酸痛、麻木，腰痛，性欲减退。1 型糖尿病"三多一少"症状明显，起病急，多发生于 30 岁以前的青少年，如不给予胰岛素治疗，有酮症倾向，糖尿病酮症酸中毒可以是部分患者的首发症状。2 型糖尿病多发生在 40 岁以上成年人和老年人，患者多肥胖，起病缓，病情较轻，部分患者可长期无代谢紊乱症状，通过体检而发现，长期病程可出现各种急、慢性并发症。

三、门诊流程

（一）诊断

1. 临床诊断：糖尿病诊断依据静脉血浆葡萄糖测定结果而不是毛细血管血糖测定结果。空腹血糖、随机血糖或口服葡萄糖耐量试验（OGTT）2 小时血糖是诊断糖尿病的主要依据。

糖尿病诊断标准：有典型糖尿病症状（烦渴多饮、多尿、多食、不明原因体重下降），加上以下任意一条，即可诊断。①随机血糖≥11.1mmol/L；②空腹血糖≥7.0mmol/L；③OGTT 2 小时血糖≥11.1mmol/L；④糖化血红蛋白（HbA1c）≥6.5%。无糖尿病典型症状而以上指标异常者，需改天复查确认。随机血糖指不考虑上次用餐时间，一天中任意时间的血糖，不能用来诊断空腹血糖受损或糖耐量减低；空腹状态指至少 8 小时没有进食热量。

2. 辅助检查：根据病情、并发症行相关辅助检查。建议完善 OGTT、胰岛素、C 肽、HbA1c、糖化血清白蛋白、肝功能、肾功能、血尿酸、血脂、尿常规、尿白蛋白/肌酐比值，并根据血肌酐水平计算估算的肾小球滤过率。2 型糖尿病患者在诊断时就应做眼底检查、神经病变检查及下肢血管检查，常规做心电图检查，心电图有异常或伴有高血压者应做超声心动图检查。

（二）干预

1. 营养治疗：糖尿病营养治疗是对糖尿病或糖尿病前期患者的营养问题采取特殊干预措施，参与患者的全程管理，包括进行个体化营养评估、营养诊断，以及制订相应营养干预计划，实施并监测。通过改善膳食模式与习惯、调整营养素结构、由专门营养（医）师给予个体化营养治疗，降低 2 型糖尿病患者的 HbA1c、维持理想体重及预防营养不良。研究证实，对肥胖的 2 型糖尿病患者采用强化营养治疗可使部分患者的糖尿病得到缓解，营养治疗是预防糖尿病及其并发症的重要手段，也是首要手段。

2. 运动治疗：运动治疗在 2 型糖尿病患者的综合管理中占重要地位。规律运动可增加胰岛素敏感性、改善身体成分及生活质量，有助于控制血糖、减少心血管危险因素，而且对糖尿病高危人群一级预防效果显著。研究显示，规律运动 8 周以上可将 2 型糖尿病患者 HbA1c 降低 0.66%，坚持规律运动的糖尿病患者死亡风险显著降低。

3. 药物治疗：营养治疗和运动治疗是控制 2 型糖尿病高血糖的基本措施。在营养治疗和运动治疗不能使血糖控制达标时，应及时采用包括口服降糖药在内的药物治疗。根据作用效果，口服降糖药可分为主要促进胰岛素分泌的药物和通过其他机制降低血糖的药物。二甲双胍为 2 型糖尿病患者控制高血糖的一线用药和联合用药中的基本用药。胰岛素治疗是控制高血糖的重要手段，1 型糖尿病患者需要依赖胰岛素维持生命，也必须使用胰岛素控制高血糖，并降低糖尿病并发症的发生风险。2 型糖尿病患者虽不需要胰岛素维持生命，但当口服降糖药效果不佳或存在口服降糖药使用禁忌时，仍需使用胰岛素，以控制高血糖，并减少糖尿病并发症的发生风险。在某些时候，尤其是病程较长时，胰岛素治疗可能是最主要的，甚至是必需的控制血糖措施。

（林　双）

第十八章　脑卒中

一、疾病特点

脑卒中（stroke）又称脑血管意外、中风，指各种原因引起急性起病、迅速出现的脑血管循环障碍导致的局限性或弥漫性脑功能损伤的临床事件，一般特指相关临床征象持续 24 小时以上的临床疾病。临床可以表现为突然昏厥、不省人事或突然发生口眼歪斜、半身不遂、舌强言謇、智力障碍。按其病理机制和过程可分为出血性脑卒中和缺血性脑卒中两大类。出血性脑卒中包括脑出血和蛛网膜下腔出血，缺血性脑卒中包括短暂性脑缺血发作（transient ischemic attacks，TIA）和脑梗死。

常见的相关因素有高血压、高血糖、高血脂，也包括动脉硬化、血流动力学异常、心脏疾病、高龄和不良生活习惯等。脑卒中是我国的常见病，其发病率、患病率和死亡率都相当高。据调查，其发病率为（100～300）/10 万，患病率为（500～700）/10 万，死亡率为（50～100）/10 万。存活患者中 50％～70％遗留运动功能障碍、感觉功能障碍、语言功能障碍、痴呆等严重后遗症，给家庭和社会造成了巨大的经济损失和负担。

二、临床表现

脑卒中会引起头晕、头痛、恶心、呕吐、站立不稳、不同程度意识障碍和多种功能障碍，功能障碍的表现形式和严重程度主要与脑卒中发生的部位、性质、范围和程度等密切相关。常见的功能障碍如下。

1. 运动功能障碍：脑卒中后运动功能障碍包括病变大脑半球对侧肢体的中枢性偏瘫、交叉性上下肢瘫痪、单侧上肢或下肢瘫痪、四肢运动功能障碍等，最常见的表现为脑损伤对侧上下肢随意运动不全或完全丧失。

2. 感觉功能障碍：患者患侧肢体浅感觉、深感觉、复合感觉减弱或消失，患者常感觉沉重、麻木、刺痛，不知道自己肢体的摆放位置等。

3. 认知功能障碍：患者表现出记忆力、注意力、理解力、定向力、计算力、空间结构能力等方面的障碍。

4. 知觉障碍：知觉是客观事物的整体在大脑中的综合反映。知觉障碍在临床上可表现出失认症和失用症等。

5. 语言功能障碍：主要表现为失语症和构音障碍。失语症主要表现为语言的表达和/或理解能力障碍，构音障碍则是由于构音器官的运动麻痹或协调障碍造成发音异常。

6. 吞咽功能障碍：主要表现为吞咽困难、咀嚼无力、饮食饮水呛咳等。

7. 二便障碍：主要表现为大小便失禁，大小便的频率、次数、量、质等异常。

8. 精神障碍：脑卒中患者常见心理问题有抑郁症和焦虑症。

9. 日常生活活动能力障碍：日常生活活动（activity of daily living, ADL）指人每天自我照顾所必需的活动。日常生活活动能力障碍主要表现为个人生活不能自理，需要他人照顾和帮助，或者需要辅助设备帮助。

10. 社会功能障碍：主要表现在交流能力、书写能力和参与社会活动意愿下降等。

三、门诊流程

（一）诊断

1. 临床诊断：脑卒中的症状和体征如下。

（1）急性起病：发作快，立即表现临床症状。

（2）全脑症状：头晕、头痛、恶心、呕吐、站立不稳、不同程度意识障碍和多种功能障碍。

（3）局灶症状：不同部位和程度的功能障碍往往能对应不同病损部位。

（4）典型病理征：包括 Kernig 征、Brudzinski 征、Hoffmann 征和其他的病理征。

2. 辅助检查：根据病情变化和既往相关辅助检查，决定是否需要补充脑部 CT、脑部 MRI、脑部 MRA、颈部 MRA、超声心动图、胸部 CT、心电图、经颅多普勒超声、脑电图、肌电图、三大常规、血生化等检查。

3. 功能评估。

通用评估：脑卒中患者的运动、感觉、认知、知觉、语言、吞咽、精神、日常生活活动能力等功能评估可以按照康复医学常用的评估方式进行。治疗后可以再次评估，比较前后评估结果以便调整治疗方案或结束治疗。

专用评估：只针对脑卒中患者的评估方式，如 Brunnstrom 六阶段评估法、Fugl-Meyer 运动功能评分法、上田敏法、美国国立卫生研究院卒中量表（National Institute of Health stroke scale，NIHSS）等，其中 Brunnstrom 六阶段评估法最为常用（表 18-1）。

表 18-1　Brunnstrom 六阶段评估法

阶段	手臂	手	下肢
迟缓期	无任何运动	无任何运动	无任何运动
联合反应期	仅出现协同运动模式	仅有极细微的屈曲	仅有极少的随意运动
协同运动期	可随意发起协同运动	可钩状抓握，但不能伸指	在坐位和站立位上，有髋、膝、踝的协同性屈曲
部分分离运动期	出现脱离协同运动的活动：肩 0°、肘屈 90°的条件下，前臂可旋前、旋后；肘伸直的情况下，肩可前屈 90°；手臂可触及腰骶部	能侧捏及松开拇指，手指有半随意的小范围伸展	在坐位，可屈膝 90°以上，足可向后滑动；坐位时脚不离地，踝关节可背屈
分离运动期	出现相对独立于协同运动的活动：肘伸直时肩可外展 90°；肘伸直、肩前屈 30°~90°时，前臂可旋前旋后；肘伸直，前臂中立位，上肢可举过头	可做球状和圆柱状抓握，手指同时伸展，但不能单独伸展	健腿站、髋伸展时，患腿可屈膝；站立位、患腿伸膝状态下，踝可背屈
正常期	运动协调接近正常，手指指鼻无明显辨距不良，但速度比健侧慢（≤5 秒）	所有抓握均能完成，但速度和准确性比健侧差	站立位可使髋外展到抬起该侧骨盆所能达到的范围；坐位下伸直膝可内外旋下肢，合并足内外翻

（二）干预

1. 原则：尽早进行、循序渐进、控制并发症、个体化原则、全面康复、宣教和预防。

2. 调药：对症治疗，调整临床用药，具体用药参见相关指南。

3. 门诊治疗：门诊安排临床康复治疗，注意保证患者治疗中的安全。康复治疗包括运动疗法和物理因子疗法，前者包括主动训练技术、被动训练技术等，后者包括声疗、光疗、电疗、磁疗、水疗、冷热疗等。

4. 住院治疗：安排住院检查评估及康复治疗。

随着临床技术的发展和脑卒中早发现、早治疗、早康复的"三早"模式发展，脑卒中患者的功能预后得到明显改善。正规、及时、系统、规范的康复治疗可减少并发症、保证治疗安全、改善患者功能、促进生活自理能力和社会参与能力的提高、减轻社会医疗资源消耗。

（屈　云）

第十九章　头　痛

一、疾病特点

头痛指局限于头颅上半部（眉弓、耳郭上缘和枕外隆突连线以上）的疼痛症状，是临床最常见的症状之一。许多患者对于头痛存在很大的认知偏差，导致头痛迁延不愈，甚至有许多患者滥用镇痛药，使头痛慢性化，并且复发加重。临床上头痛患者就诊时，大多表现出普遍性、慢性、多因素性、多功能紊乱综合征等特点。WHO将严重的头痛定义为最致残的慢性疾病，类同痴呆、四肢瘫痪和严重精神病。头痛给患者个人和社会都带来了巨大的负担。

随着对头痛的认识加深，其分类方式也在发生变化。第 3 版国际头痛疾病分类（International Classification of Headache Disorders 3rd Edition，ICHD-Ⅲ）将头痛分为原发性头痛和继发性头痛。原发性头痛包括偏头痛、紧张型头痛、三叉自主神经性头痛和其他原发性头痛四种类型。继发性头痛按照病因可分为归因于头、颈部外伤的头痛，归因于头、颈部血管疾病的头痛，归因于非血管性颅内疾病的头痛，急性外伤后头痛，慢性外伤后头痛等。

在排除器质性病变原因后，头痛分型不清时，往往更易考虑为血管性偏头痛。血管性偏头痛是一种常见致残的脑功能障碍性疾病，它主要表现为反复发作的、多偏侧、中重度、搏动样的头痛，1/3 的患者可以有一过性的神经先兆症状。血管性偏头痛的发病机制可能为自主神经功能失调引起交感神经异常兴奋，5-羟色胺及去甲肾上腺素异常分泌，舒张或收缩相应静脉及动脉，继而引发脑血管痉挛，脑部功能紊乱，脑部高灌注充血，最终引起头痛。在临床应用药物改善头痛症状的过程中，药物不当使用而产生的耐药性、成瘾性现象极为常见，进一步损害患者的生理及心理健康，并给患者及社会带来沉重经济负担。

有效的血管性偏头痛的治疗需要持续至少 6 个月，评估疗效后决定是否缓慢减量或停止治疗。若再次出现发作频繁，可重新既往有效的治疗。对已确诊且病程较长的慢性血管性偏头痛患者，或前期多次预防性治疗失败的患者，减量或停止治疗需谨慎，过早停止治疗可能导致病情反复，且在重新启用既往有效治疗时可能疗效欠佳。因此慢性血管性偏头痛患者的预防性治疗和减量或停止治疗需咨询头痛专科医师。

二、临床表现

根据发作的临床表现，血管性偏头痛可分为轻度头痛、重度头痛和一过性头痛等，不同头痛的症状可能会有重叠。对于脑血管病后并发偏头痛的患者，必须要明确慢性偏头痛和无梗死性持续先兆偏头痛。慢性偏头痛指那些符合偏头痛诊断标准，且没有滥用药物，每月发病在 15 天或 15 天以上，病程有 3 个月或 3 个月以上者。无梗死性持续先兆偏头痛指先兆症状持续超过 2 周且无影像学证明梗死的头痛患者。

常见的头痛相关功能障碍如下。

运动功能障碍：发作时，患者可以表现为平衡功能障碍。

感觉功能障碍：发作时，患者常感觉头部局部疼痛。

认知功能障碍：长期头痛患者可表现为部分认知功能方面的障碍。

二便障碍：部分患者可表现为大小便失禁，大小便的频率、次数、量、质等异常。

精神障碍：部分患者表现出心理问题，如抑郁状态和焦虑状态。

日常生活活动能力障碍：部分患者表现为个人生活不能自理，需要他人照顾和帮助。

社会功能障碍：部分患者可表现出参与社会活动意愿下降等。

三、门诊流程

（一）诊断

1. 临床诊断：症状和体征如下。

（1）起病：反复发病，可由生活环境或饮酒等诱发，部分无明显诱因。

（2）症状：头痛为主，可伴头晕、恶心、呕吐、站立不稳等。

2. 辅助检查：根据病情变化和既往相关辅助检查，决定是否需要补充脑部 CT、脑部 MRI、脑部 MRA、颈部 MRA、超声心动图、心电图、经颅多普勒超声、脑电图、三大常规、血生化等检查。

3. 功能评估：运动、感觉、认知、知觉、语言、吞咽、精神、日常生活活动能力等功能评估可以按照康复医学常用的评估方式进行。治疗后可以再次评估，比较前后评估结果以便调整治疗方案或结束治疗。

专科评估：头痛量表、平衡监测、前庭评估等。

（二）干预

1. 原则：尽早进行评估和治疗，控制并发症，个体化，全面康复，宣教和预防。

2. 调药：对症治疗，调整临床用药，具体用药参见相关指南。

3. 门诊治疗：门诊安排临床治疗和用药，注意保证患者治疗中的安全。血管性偏头痛患者持续治疗一般不能少于 6 个月，以防复发和停药后加重症状。

4. 住院治疗：安排住院检查评估及康复治疗。

随着临床技术的发展和对血管性偏头痛的认识加深，正规、及时、系统、规范的康复治疗可减少复发和并发症，改善患者功能，促进生活自理能力和社会参与能力的提高，减轻社会医疗资源消耗。

（屈　云）

第二十章 眩 晕

一、疾病特点

眩晕是一种自身或外景运动错觉或幻觉，是由于前庭觉、视觉或本体感觉异常导致人体对空间关系的定向或平衡感觉障碍。眩晕是普通人群的常见生理性不适，20%～30%的人在一生中都会出现症状。近年来，眩晕在我国越来越受到重视，许多医院开展了眩晕医学诊疗中心，甚至部分医院开始筹建眩晕医学科。

眩晕的分类方式很多，按照其发病诱因和部位大致可以分为精神心理性眩晕、颅内病理性眩晕、眼源性眩晕、鼻源性眩晕、耳源性眩晕、颈源性眩晕、心源性眩晕、中毒性眩晕、其他类型眩晕等。按照与前庭的相关性分类，眩晕可以分为前庭性眩晕和非前庭性眩晕。前庭性眩晕按照部位可以细分为前庭器官性眩晕和前庭传导性眩晕，按照症状又可以分为旋转性眩晕、位置性眩晕、复发性眩晕等。按照与颅内组织关系来分类，眩晕可以分为脑性眩晕和非脑性眩晕。按照发作频率来分类，眩晕可以分为一过性眩晕、偶发性眩晕、频发性眩晕、持续性眩晕、进展性眩晕等。按照诱发因素和表现来分类，眩晕可以分为位置性眩晕、头动性眩晕、视觉性眩晕、声音性眩晕、直立性眩晕、其他原因所致眩晕等。

心源性眩晕是眩晕的常见类型之一。心脏停搏、阵发性心动过速、阵发性房颤、心室纤颤和右向左分流（卵圆孔未闭）等心脏疾病导致血液循环不畅，氧气不足，进而导致眩晕的产生。

正常成年人的脑重量为 1500g，占体重的 2%～3%，但脑组织的耗氧量却占全身耗氧量的 20%～30%。脑几乎无能量储备，因此对缺氧十分敏感。即使是一过性的脑组织缺血缺氧，临床都可表现出头晕、视物模糊、胃部不适、恶心、呕吐、晕厥等。而当各种原因导致患者右心房压力超过左心房时，卵圆孔未闭可致心脏内血流出现明显的右向左异常分流，从而出现相关症状。眩晕

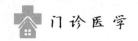

作为一种提示心血管疾病和神经系统疾病发生的常见症状，具有重要的诊断价值。

二、临床表现

眩晕的病程可分为前驱期、先兆期、头痛期和恢复期，不同时期的症状可能会有重叠，部分患者仅存在部分分期，如仅有先兆症状而无头痛。

眩晕发生后，可能会引起疲乏、注意力差、颈部僵硬感、嗜睡、焦虑、抑郁、易怒、畏光、流泪、频繁打哈欠、尿频、恶心、呕吐、腹泻、站立不稳和头痛等症状。研究发现，约33％的眩晕患者出现头痛，约66％的眩晕患者伴发上肢麻木、颈痛等症状，约77％的眩晕患者可站立不稳。常见的功能障碍如下。

运动功能障碍：发作时，患者可表现为平衡功能障碍。

感觉功能障碍：发作时，患者常感觉局部麻木、疼痛。

认知功能障碍：长期眩晕患者可表现为记忆力减退等认知功能方面的障碍。

二便障碍：部分患者可表现为大小便失禁，大小便的频率、次数、量和质异常等。

自主神经功能紊乱：发作时，患者可出现出汗、畏寒、心悸等症状。

精神障碍：部分患者出现心理问题，如抑郁状态和焦虑状态。

日常生活活动能力障碍：部分患者表现为个人生活不能自理，需要他人照顾和帮助。

社会功能障碍：部分患者可表现出参与社会活动意愿下降等。

三、门诊流程

（一）诊断

1. 临床诊断：症状和体征如下。

（1）起病：反复发病，可由生活环境或饮酒等诱发，部分无明显诱因。

（2）症状：眩晕为主，可伴发麻木、头痛、恶心、呕吐、站立不稳等。

2. 辅助检查：根据病情变化和既往相关辅助检查，决定是否需要补充脑部CT、脑部MRI、脑部MRA、颈部MRA、超声心动图和造影、胸部CT、心电图、经颅多普勒超声和气泡试验、脑电图、肌电图、三大常规、血生化等检查。

3. 功能评估：运动、感觉、认知、知觉、语言、吞咽、精神、日常生活活动能力等功能评估可以按照康复医学常用的评估方式进行。治疗后可以再次评估，比较前后评估结果以便调整治疗方案或结束治疗。

4. 专科评估：眩晕障碍量表（dizziness handicap inventory，DHI）、平衡监测、前庭评估等。

（二）干预

1. 原则：尽早进行评估和治疗、控制并发症、个体化、全面康复、宣教和预防。

2. 调药：对症治疗，调整临床用药，具体用药参见相关指南。

3. 门诊治疗：门诊安排临床治疗和用药，注意保证患者治疗中的安全。

4. 住院治疗：安排住院检查评估及康复治疗。

（屈　云）

第二十一章　创伤性脑损伤

一、疾病特点

创伤性脑损伤（traumatic brain injury，TBI）是一种由施加于头部的机械力引起的神经创伤。

回顾性临床研究发现，2001—2016 年，我国导致创伤性脑损伤常见的原因是交通事故（53.0%）、跌倒（28.6%）、暴力事件（6.8%）以及其他原因（11.6%），如运动损伤等。成年人中发生的创伤性脑损伤最常见的原因是交通事故（55.6%），其次是跌倒（26.9%），暴力事件占 6.3%。同样，在儿童中交通事故导致的创伤性脑损伤依然占比最大（45.0%），其次是跌倒（34.1%），暴力事件占 8.3%。随着社会进步和相关法律法规的实施，创伤性脑损伤常见的原因分布也发生了改变。2010—2016 年的交通事故占比从 2001—2010 年的 56.0% 降至 52.9%，而暴力事件所致的创伤性脑损伤从 5.9% 升至 9.3%。预计在未来，我国交通事故相关创伤性脑损伤占比会进一步下降，跌倒相关创伤性脑损伤占比会进一步上升，这与高收入国家报告的创伤性脑损伤流行病学模式的变化一致。

二、临床表现

创伤性脑损伤是一种异质性神经系统疾病，其范围从穿透性损伤、局灶性挫伤、不同形式的血肿（硬膜下、硬膜外）到弥漫性损伤。根据不同损伤，临床表现多样。创伤性脑损伤常引起运动功能障碍、肌力和肌张力改变、语言功能障碍和智力障碍等。并发症包括高热、烦躁、蛛网膜下腔出血、继发性癫痫、消化道出血、尿崩症、进行性神经源性肺水肿等。

（一）一般表现

1. 意识障碍：绝大多数患者伤后即出现意识障碍，时间长短不一。意识障碍由轻到重表现为嗜睡、意识朦胧、浅昏迷、昏迷和深昏迷等。

2. 头痛、呕吐：头痛、呕吐是伤后常见症状，如果不断加剧应警惕颅内血肿。

3. 瞳孔对光反射异常：瞳孔对光反射检查是临床上常用神经系统检查方法之一，检查结果与脑干受损程度密切相关。

4. 生命体征：大多数患者伤后出现呼吸和脉搏浅弱、节律紊乱，血压下降。

（二）后遗症表现

1. 身体：表现为头痛、眩晕、视物障碍、视空间障碍、听力损失、感觉缺失、关节挛缩、共济失调/动作不协调、平衡障碍、易疲劳、癫痫等。

2. 情感：表现为情绪波动或易变、否认、焦虑、抑郁、暴躁、自责、低自尊、以自我为中心、淡漠、解决问题能力障碍等。

3. 认知/行为：表现为清醒减少、方向障碍、心不在焉、不能集中精神、疑惑、易激动兴奋、记忆障碍/遗忘、持续困难、判断功能受损、表达/语言功能受损等。

4. 功能：表现为床上活动受限、转移受限，坐位、站立位、步行功能障碍等，以及在个人卫生、穿衣、进食、睡眠、精细运动功能、学习能力等方面出现障碍。

创伤性脑损伤患者可根据格拉斯哥昏迷评分（Glasgow coma scale，GCS）进行分度，分为严重（GCS 3～8 分）、中度（GCS 9～12 分）和轻度（GCS 13～15 分）。此外，还可以根据头颅 CT 检查是否异常进行分类（CT 阳性 vs. CT 阴性）。

三、门诊流程

（一）头高脚低

抬起创伤性脑损伤患者的头部通常会快速起效。通过脑脊液在颅内腔室移位和促进静脉流出而降低颅压。虽然头高脚低位时平均颈动脉压力降低，但颅

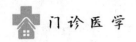

压降低，脑血流量不受影响。

（二）过度通气

过度通气通过降低动脉内二氧化碳分压（$PaCO_2$）来降低颅压，从而导致血管收缩。一般不推荐预防性过度通气，因为血管收缩可降低脑血流量。通常只在急性神经功能恶化期间短暂使用过度通气。

（三）预防癫痫发作

预防性给予抗癫痫药物。

（四）高渗治疗

使用甘露醇降低颅压。

（五）医疗环境下诱导昏迷状态

将患者置于药物诱导的昏迷状态，通常通过输注苯二氮䓬类药物如咪达唑仑或注射巴比妥类药物如戊巴比妥。此措施通过显著降低大脑中的代谢需求来发挥作用。

（六）低温治疗

人们认为氧化应激是创伤性脑损伤的次要效应。治疗性低温已被证明在婴儿和儿童中可以减少氧化损伤。随着体温的降低，大脑的代谢需求也会减少。

（七）颅压监测

一些患者临床表现出明显的神经功能损害迹象，但没有明确的紧急手术干预指征。Ⅱ级证据表明，在严重创伤性脑损伤、GCS 3～8 分、头部 CT 扫描异常的患者中放置颅压监测仪是有益的。

（八）手术干预

当患者的病情发展到有手术指征时，可采取手术清除血肿和/或缓解脑水肿。

（九）康复治疗

在康复期，患者可以进行训练以增强肢体力量、恢复语言功能和认知功能。康复治疗可从以下几个方面开展。

1. 肌肉康复训练：肌力训练、肢体功能训练、平衡训练、柔韧性训练等。

2. 语言康复训练：语言重复训练、声音识别训练、语音理解训练及交流训练等。

3. 认知康复训练：认知功能训练、注意力训练、记忆训练等。

4. 社交功能训练：日常活动训练、生活技能训练等。

在康复期内，应进行可持续、全面的康复治疗，多涉及家庭支持和改变生活方式。康复期的特点是时间较长、内在负担较大，但是通过逐步恢复生活功能和社交功能的训练，可以使患者更好地适应生活。

（陈明越）

第二十二章　失眠症

一、疾病特点

睡眠在人的一生中大约占据了 1/3 的时间，然而睡眠障碍在人群中比较普遍。睡眠的时长和质量受文化、社会、心理、行为、病理生理和环境因素的影响，并且由于现代社会的变化，如更长的工作时间、轮班工作等，睡眠时长缩短而造成疲劳、困倦和白天嗜睡的现象增加。研究表明，睡眠太少和睡眠过多与不良的健康结果相关，包括总死亡风险、心血管疾病、2 型糖尿病、高血压和呼吸系统疾病、儿童和成年人肥胖等。

正常睡眠由快动眼睡眠和非快动眼睡眠两个时相构成，两个时相在整个睡眠过程中交替出现，反复循环 3～5 次。快动眼睡眠和高级神经功能如记忆、梦境及体温调节等有关，非快动眼睡眠则与生长、消除疲劳和恢复体力有关。睡眠的年龄特征显著、个体差异大，随着年龄增长睡眠时长逐渐缩短。

睡眠障碍是一大类常见、多发、对健康危害很大的疾病，除了是一种独立的疾病，睡眠障碍也常是其他疾病的症状之一。睡眠障碍有很多分类方式和诊断体系。《睡眠障碍国际分类（第 3 版）》把睡眠障碍分为 7 大类：失眠症、睡眠相关呼吸障碍、中枢性嗜睡症、昼夜节律睡眠－觉醒障碍、睡眠异态、睡眠相关运动障碍、其他睡眠障碍。《中国精神障碍分类与诊断标准（第 3 版）》将非器质性睡眠障碍分为失眠症、嗜睡症、睡眠－觉醒节律障碍、睡行症、夜惊、梦魇和其他或待分类非器质性睡眠障碍。

失眠症是一种持续较长时间的睡眠质量令人不满意的状态，是常见的睡眠障碍，可以单独存在，也可能是其他疾病的症状。研究显示，成年人中有10％～12％患有失眠症。也有研究认为每年大约有 33％的人出现失眠症。失眠症患病率高、就诊率低和治疗有效率低，对患者危害大。

二、临床表现

失眠症患者的主诉通常有入睡困难、睡眠浅、多梦、早醒、睡眠感缺乏、醒后难以再次入睡、醒后不适感、疲乏和白天困倦等。入睡困难最多见，其次为睡眠浅、早醒和睡眠感缺乏。失眠症患者的心理变化包括容易激惹、焦虑、紧张、感到无能为力或者恶劣心境，也有的患者表现为内心冲突、过多担忧身体健康等。失眠症对患者的日常生活、社会功能及生活质量造成较大影响。

三、门诊流程

（一）诊断

1. 临床诊断。

（1）一般情况：主诉症状、环境因素、饮食习惯、躯体疾病史、药物使用情况等。

（2）专项问诊：睡眠日记、睡眠和觉醒周期、失眠严重程度、白天情况、开始时间和持续病程等。

2. 辅助检查：根据病情，首先可以进行量表评估，如匹兹堡睡眠质量指数问卷、睡眠障碍量表等。其次可以进行夜间多导睡眠图检查，包括脑电图、呼吸、心电图、血氧饱和度和腿部运动等情况的全面监测。

（二）干预

1. 原则。

（1）找出失眠原因，对因治疗。

（2）睡眠卫生和认知行为指导。

（3）制订完整的治疗方案，合理使用药物。

2. 干预目标：缩短睡眠潜伏期，减少觉醒次数，延长总睡眠时间；保持正常睡眠结构；恢复患者社会功能和提高患者生活质量。

3. 心理治疗。

（1）心理咨询：建立良好的医患关系是心理咨询的首要任务，注意倾听患者的诉说。

（2）心理疗法：以认知行为治疗为主，可以单独进行，也可以和其他治疗方法组合。认知行为治疗主要是通过认知重构技术，矫正患者对睡眠的不合理信念和态度，改变患者负面情绪及不良行为模式。

（3）松弛治疗：呼吸训练、肌肉放松训练、想象放松训练等。

（4）刺激控制治疗：目的是重新建立睡眠时间、睡眠环境（床、卧室等）之间的联系，并形成良性的条件反射。

4. 药物治疗：首选非苯二氮䓬类药物。

（刘　奇）

第二十三章　应激相关障碍

应激相关障碍（stress related disorders）曾称反应性精神障碍或心因性精神障碍，指一组由心理、社会（环境）因素引起异常心理反应导致的精神障碍。

应激相关障碍的发生、发展、病程和临床表现的有关因素可归纳为三个方面：生活事件和生活背景，包括其性质、强度等诸方面因素；社会文化背景，包括思想、观念、信仰等文化传统；人格特点，包括受教育程度、智力水平、生活态度及生活信念等。

对应激事件的反应除了情绪和躯体反应，应对策略和防御机制也是急性应激反应的组成部分。回避和否认是最常用的应对策略。防御机制是对外在应激源及内心冲突所致焦虑的无意识反应。常采用的防御机制包括压抑、否认、置换、投射和退行等。

流行病学调查显示，应激相关障碍的发生率女性高于男性，青壮年居多。大体可分为急性应激障碍、创伤后应激障碍、适应障碍，这里主要介绍前两种。

一、急性应激障碍

（一）病因与发病机制

许多不同性质的事件都可能诱发急性应激障碍，可能是火灾或车祸这样短暂且严重的事件，也可能是事实上具有威胁性的身体攻击或伤害，或者突发的严重疾病等，这些事件可能涉及生活的改变，需要患者做出进一步调节来适应。并非所有人面对同样的应激都会有同样程度的反应。这一差异表明个人的素质、既往经历及应对风格均能影响急性应激障碍的发展。

（二）临床表现

急性应激障碍的核心症状是焦虑和抑郁。焦虑是对威胁性体验的反应，抑郁是对丧失的反应。可能出现以下临床表现。

1. 意识障碍：神情恍惚、注意力难以集中、定向力障碍、对周围事物理解困难。表现为无目的的出走、逃逸等，事后患者不能回忆。

2. 木僵状态：表情呆滞、茫然，不语不动、呆若木鸡，对外界刺激没有反应。

3. 精神运动性兴奋：表情紧张、恐怖、兴奋激动或躁动不安、冲动毁物、行为盲目不协调，言语增多、自言自语，其内容与发病因素和个人经历有关。

4. 抑郁状态：情绪低落、悲伤、自罪自责、沮丧、绝望，对生活失去兴趣，严重时伴自伤自杀行为。

5. 自主神经与躯体症状：心动过速、出汗、脸颊潮红、呼吸急促、失眠、噩梦、食欲减退、乏力等。

（三）诊断

1. 症状标准：以异乎寻常和严重的精神刺激为病因，并至少有下列一项。
（1）有强烈情绪体验的精神运动性兴奋，行为有一定的盲目性。
（2）有情感迟钝的精神运动性抑制（如木僵状态），可有轻度意识模糊。
2. 严重标准：社会功能受损。
3. 病程标准：在受到刺激后数分钟至数小时发病，病程短暂，一般持续数小时至1周，通常1个月内可缓解。

（四）功能评估

1. 精神状态、情绪和睡眠质量的评估：知、情、意是否协调统一；情绪状态是否稳定，包括情绪张力；主观能动性如何；睡眠饮食情况如何；有无使用精神活性物质等。

2. 脑功能评估：有无意识障碍，记忆力、注意力的变化。

3. 社会功能评估：社会支持系统评估；学习工作能力、日常生活活动能力、社交能力等，与患者遭遇应激事件之前的状态相比有无明显下降，是否无法胜任工作。

（五）干预

1. 原则：及时进行、就近、方法简洁、个体化、宣教和预防。

2. 方法：急性应激障碍的处理即心理危机干预，干预的基本方法是以心理干预为主、药物治疗为辅。应激事件发生后24~48小时是理想的干预时间，24小时内以满足生理需求为主，不进行心理干预。由于本病一般由强烈的应激事件引起，心理干预具有重要意义。

（1）让患者尽快摆脱创伤环境，避免进一步的刺激。

（2）建立良好的治疗关系，通过沟通交流，对患者进行解释性心理治疗和支持性心理治疗，帮助患者建立自我应对方式，发挥个人的缓冲作用，避免过大的损害。

（3）与患者就应激事件进行必要的讨论，不要回避对事件的交流，要因人而异。与患者讨论应激事件的经过，包括其所见所闻和所作所为。这样的讨论有助于减少患者可能存在的对自身的消极评价。

（4）解释应激反应的正常化过程。告知患者，在遭遇突如其来的应激事件后，我们的身体和心理上都会出现一系列的反应，这些反应包括恐慌、忧虑、情绪低落、失眠、频繁噩梦。有的人还会出现烦躁易怒、精神恍惚、难以集中注意力。这些反应都是人类正常的应激反应。虽然很多症状会持续一段时间，但不会严重到影响工作生活，大多数人会逐渐恢复。同时强调，在面临应激事件的时候，大多数人大多数情况下，都不可能做得令人满意。

（5）药物治疗：是急性期采取的治疗措施之一。适当的药物可以较快缓解患者的焦虑、抑郁、恐惧和失眠等症状，便于心理干预的开展和奏效。

二、创伤后应激障碍

创伤后应激障碍（post-traumatic stress disorder，PTSD）又称延迟性心因性反应，指在遭受异乎寻常的威胁性或灾难性创伤性事件后，延迟出现（一般会在半年内出现）或长期出现的精神障碍。PTSD可引起明显的职业、心理和社会功能残疾，对个体的社会功能、家庭生活、身心健康和职业功能造成长期的破坏性影响。

（一）病因与发病机制

PTSD是由创伤性事件引起的，包括自然灾害和人为灾害，如战争、严重事故目睹他人惨死等。如果有诱发因素存在，有人格异常或神经症病史，会降低对应激事件的防御力或加重疾病过程。

发病机制尚未阐明，已十分明确创伤性事件是导致 PTSD 发病的必要条件，但不是其发生的充分条件，虽然大多数人在经历创伤性事件后都会出现程度不等的症状，但只有部分人最终发展为 PTSD。许多因素影响 PTSD 的发生，如存在精神障碍的家族史与既往史，童年时代的心理创伤（如遭受性虐待、10 岁前父母离异），性格内向及有神经质倾向，创伤性事件前后有其他负面事件，家境不好，躯体健康状态欠佳等，这些现象目前还在深入研究中。

（二）临床表现

PTSD 的临床表现多种多样，包括如下方面。

1. 遭遇对每个人来说都是异乎寻常的创伤性事件或处境（如天灾）。

2. 反复重现创伤性体验（病理性重现），并至少有下列一项。

（1）不由自主地回想受到打击的经历。

（2）反复出现有创伤性内容的噩梦。

（3）反复产生错觉、幻觉。

（4）反复产生触景生情的精神痛苦，如目睹死者遗物、旧地重游或周年日等情况下，会感到异常痛苦和产生明显的生理反应，如心悸、出汗、面色苍白等。

3. 持续警觉性增高，至少有下列一项。

（1）入睡困难或睡眠不深。

（2）易激惹。

（3）注意力集中困难。

（4）过分的担惊受怕。

（5）伴发焦虑和抑郁。

4. 对刺激相似情景或有关情景的回避，至少有下列两项。

（1）极力回避与创伤性事件有关的人和事。

（2）避免参加能引起痛苦回忆的活动，或避免到能引起痛苦回忆的地方。

（3）不愿与人交往、对亲人变得冷漠。

（4）兴趣爱好范围变窄，但对与创伤性事件无关的某些活动仍有兴趣。

（5）选择性遗忘。

（6）对未来失去希望和信心，可伴有自杀观念。

（三）诊断

参考《中国精神障碍分类与诊断标准（第 3 版）》，PTSD 的诊断标准如下。

1. 主观表现（临床症状）：出现或长期持续的精神障碍。

2. 病程标准：精神障碍延迟发生（即在遭遇创伤后数天至数月后发生，罕见延迟半年以上才发生），符合症状标准至少 1 个月。

3. 严重标准：社会功能受损。

4. 排除标准：排除情感性精神障碍、其他应激障碍、神经症、躯体形式障碍等。

（四）功能评估

1. 精神状态、情绪和睡眠质量的评估，如创伤后应激障碍筛查量表（第 5 版）（PCL-5）、症状自评量表（SCL-90）、汉密尔顿焦虑量表（HAMD）、汉密尔顿抑郁量表（HAMA）、匹兹堡睡眠质量指数问卷（PSQI）等。

2. 脑功能评估：可使用脑功能软件进行评估。

3. 社会功能评估：学习工作能力、日常生活活动能力、社交能力等，与患者遭遇创伤性事件之前的状态相比有无明显下降，甚至无法胜任工作。

4. 辅助检查：对判断患者的应激相关障碍是否为其他疾病的激发症状具有很大参考意义。

（1）血液学检查：全血细胞计数、生化、甲状腺功能、甲状旁腺功能及肿瘤标志物的检查。

（2）影像学检查：体格检查和病史提示存在呼吸系统或心血管系统问题时，进行 CT、MRI 或彩超等检查。

（3）其他检查：脑电图检查等。

（五）干预

1. 原则：尽早进行、循序渐进、控制并发症、个体化、全面康复、宣教和预防。

2. 治疗：根据患者具体情况分为门诊治疗和住院治疗。

（1）门诊治疗：门诊安排临床心理治疗和物理治疗等，注意保护患者隐私和安全。

（2）住院治疗：对于有明显精神症状、强烈自杀自伤观念和行为的患者，需要安排住院治疗。除门诊可用的治疗方法，根据病情需要可合并使用电休克治疗。

（3）具体治疗方法：心因性精神障碍皆由强烈的心理、社会因素应激引起，因而心理治疗有着重要意义，同时辅以物理治疗和必要的药物治疗。

①心理治疗：放松训练、情绪行为管理、正念接纳治疗、暴露治疗、眼动脱敏治疗、认知重建和家庭治疗等。

延时想象和视觉暴露治疗PTSD的效果是可靠的，想象回忆治疗对伴有睡眠障碍的患者效果较好。眼动脱敏与再加工可减轻由海马调节的关于创伤性事件的记忆发作强度，同时也可减轻相关的记忆和负性情感。家庭治疗可通过家庭关系和家庭动力的调整，提升患者的主观能动性和自我效能感。

②物理治疗：经颅磁刺激、光照治疗、多参数生物反馈治疗等。对于伴有严重自杀企图和行为者，或严重躁动不安者，可考虑电休克治疗。

③药物治疗：对焦虑、烦躁不安的患者可选用镇静和抗焦虑药物治疗，可提高其睡眠质量；对抑郁患者选用抗抑郁药物进行治疗；对有明显幻觉、妄想症状者给予抗精神病药物治疗。具体用药参见相关指南。

PTSD患者大多数可恢复，少数患者表现出多年不愈的慢性病程，或转变为持久的人格改变。

（陈　婷）

第二十四章　抑郁发作

一、疾病特点

抑郁发作是一种以显著而持久的心境低落为主要临床特征的心境障碍。临床表现主要为与其处境不相称的心境低落，部分患者可伴随焦虑和运动性激越等症状，严重时会出现精神病性症状，如幻觉和妄想等。抑郁发作不仅严重影响患者的生活质量，还可能会导致自伤、自杀等严重后果。

二、临床表现

抑郁发作在综合医院的躯体疾病患者中非常常见，严重者甚至可致命。因此，对患者抑郁症状的早期识别和处理对于各科医师是非常重要的，可以减轻患者不必要的痛苦，预防疾病的慢性化。当患者出现持续的心烦、精力体力不佳、失眠、食欲减退等生理症状时，应警惕抑郁发作的可能性。对于一些表述能力差或因病耻感刻意回避谈及情绪问题的中老年患者，医师可以先询问患者的躯体症状，如果患者表述存在定位不明确的躯体疼痛或不适症状且生理指标无明显异常时，需要考虑到抑郁发作的可能性。抑郁发作的及时识别及规范化治疗在患者的整体治疗和康复中具有重要意义。

抑郁发作的主要临床表现如下，情绪症状是抑郁发作的核心症状。

1. 情绪/心境低落：抑郁发作患者的情绪/心境常常处于低落状态，感觉自己无法振作精神，甚至会觉得自己被乌云笼罩。在情绪/心境低落的背景下，患者的自我评价通常会下降，觉得自己能力不如别人，什么事情都干不好。同时，患者可能会感到无助、无望、无价值，觉得自己的生活、前途黯淡无光，毫无希望。患者通常会面容愁苦，并可能经常哭泣。

2. 兴趣减退和愉快感缺乏：大多数患者会出现兴趣减退和愉快感缺乏的症状。他们很难从日常生活和活动中获得乐趣，即使是以前非常感兴趣的活动也难以让他们产生兴趣。他们对通常令人愉快的环境缺乏情感反应。因此，患者常放弃原来喜欢的一些活动，如体育活动、业余收藏、社会交往等。他们甚至对正常的工作和生活享受也提不起兴趣，无法体会到快乐，行为也会退缩。

3. 疲劳感，活力减退或丧失：抑郁发作患者通常会感到疲劳、缺乏活力，甚至完全失去了动力。他们需要别人的催促才能完成日常生活，否则就会变得非常消极和不想行动。初期，患者可能会感到"力不从心"，但随着病情的恶化，即使想挣扎着做些事情，也很难坚持下去。许多患者即使休息或睡眠也无法恢复精力，对工作感到困难，常常无法完成任务。此外，患者可能会出现难以表达的无助感和痛苦感。尽管如此，许多患者仍然不愿就医，因为他们认为谁也救不了自己。

4. 认知症状：抑郁发作患者通常会出现思维和言语活动减缓的症状，说话速度变慢，患者的注意力不集中，容易分心，信息加工能力也会下降，对自己和周围环境也会变得漠不关心。患者的决策能力也明显降低，变得优柔寡断、犹豫不决。

5. 焦虑或激越：许多抑郁发作患者同时也会出现焦虑或激越症状。他们通常会表现得忧心忡忡、坐立不安，不断地走动、搓手或做一些无目的的动作。

6. 躯体症状：抑郁发作患者常表现为食欲减退、体重减轻，部分患者则出现食欲增加。大多数患者有睡眠问题，可能难以入睡、睡眠不深、易醒，甚至早醒。睡眠障碍常伴有焦虑和烦躁情绪。部分患者可能性欲低下，对性生活无兴趣。此外，抑郁发作患者还可能出现各种非特异性躯体症状，如头痛、颈痛、腰背痛、口干、出汗、视物模糊、心悸、胸闷、喉头肿胀、恶心、呕吐、胃部烧灼感、胃肠胀气、消化不良、便秘、尿频、尿急等。

7. 自杀风险：抑郁发作患者易因情绪低落和自我评价低而产生无价值、自责和无望的情绪，从而容易出现自杀观念。这种观念常常顽固且反复出现。因此，医务人员对曾有自杀观念或自杀未遂经历的患者，应当高度警惕并向患者家属和照料者强调加强陪护和规范治疗的重要性，将预防自杀作为首要任务。

三、门诊流程

（一）诊断

1. 临床诊断：抑郁发作的诊断既要评估患者目前发作的特点，也要评估既往发作的情况，还要对患者的病史、病程特点、临床症状、体格检查和实验室检查等进行综合考虑。

（1）精神检查：包括一般表现、认知过程、情感活动、意志和行为表现等。重点关注患者的自杀风险、情绪，是否伴有躁狂症状、认知缺陷和精神病性症状。

（2）病史追踪：完整的心理社会和生物学评估对抑郁发作患者的诊疗非常重要，包括现病史、症状演化过程、自杀观念、既往是否有过躁狂或精神病性症状发作、治疗情况及疗效、家族史、人格特征、兴趣爱好及重大生活事件影响等。

（3）诊断标准：在进行上述精神检查和病史追踪后，根据诊断标准进行诊断和鉴别诊断。根据 ICD-10 的症状学标准，抑郁发作的核心症状包括情绪/心境低落、兴趣减退和愉快感缺乏、疲劳感和活力减退。其他症状包括注意力降低、自我评价降低、自罪观念和无价值感、悲观、自伤或自杀的观念或行为、睡眠障碍和食欲减退。符合至少 2 条核心症状和 2 条其他症状，并存在 2 周以上的病程，其严重程度对工作和社交有影响，同时排除其他重性精神障碍、器质性精神障碍和躯体疾病所致的抑郁症状群，才能诊断抑郁发作。

2. 辅助检查：辅助检查的目的是排除导致抑郁症状的器质性病因。根据具体情况选择以下检查项目。

（1）常规检查：血常规、尿常规、大便常规、心电图、肝功能、肾功能、电解质、血脂和血糖等。

（2）内分泌检查：如甲状腺功能和激素检查，用于排除内分泌系统疾病所致的抑郁症状。

（3）感染性疾病筛查：包括乙肝、丙肝、梅毒、艾滋病等，用于排除相关感染性疾病所致的抑郁症状。

（4）神经系统检查：脑电图用于排除癫痫或脑炎等神经系统疾病，头颅影像学检查尤其是头部 MRI 对于排除脑结构性病变非常重要。

（5）其他检查：根据临床需要进行胸部 X 线、超声心动图、心肌酶学、腹部 B 超、相关免疫学检查等。

3. 常用心理评估工具。

（1）患者健康问卷-9（patient health questionnaire-9，PHQ-9）：PHQ-9 是《精神疾病诊断与统计手册（第 5 版）》（DSM-5）推荐使用的成年人抑郁发作的严重程度评估工具。PHQ-9 包括 9 个问题，用于评估患者近 2 周内是否出现抑郁症状，如情绪低落、失眠、疲劳、食欲改变等。PHQ-9

简单易用，广泛应用于临床和科研领域，可以帮助医师快速评估患者的抑郁症状，并制订相应的治疗方案。

（2）儿童抑郁障碍自评量表（depression self－rating scale for children, DSRSC）：用于儿童抑郁发作严重程度的评估，信效度较好，适用于 8～13 岁的儿童，量表共有 18 个条目，可以帮助医师快速评估患者的抑郁症状，并制订相应的治疗方案。

（二）干预

1. 药物治疗：常用抗抑郁药包括选择性 5－羟色胺再摄取抑制剂（SSRIs）、5－羟色胺和去甲肾上腺素再摄取抑制剂（SNRIs）、去甲肾上腺素能和特异性 5－羟色胺能抗抑郁剂（NaSSA）、三环类抗抑郁药、四环类抗抑郁药、单胺氧化酶抑制剂（MAOIs）等。新型抗抑郁药在安全性、耐受性和用药方便性方面更有优势，SSRIs 是最常用的。除了上述药物治疗，还可根据整体观念和辨证论治基础，综合患者情况使用中医药进行联合治疗。

2. 心理治疗：常用的心理治疗方法包括支持性心理治疗、认知行为治疗、精神动力学治疗、人际心理治疗、家庭治疗、辩证行为治疗等。支持性心理治疗适用范围较广，可适用于各类抑郁发作患者；认知行为治疗可调整患者的不合理信念等认知偏差、提高自身调整情绪的能力和应对能力，从而降低抑郁发作的复发风险；精神动力学治疗主要针对患者被压抑的内心冲动及成长过程中的心理缺失问题；人际心理治疗主要促进患者识别影响其抑郁发作可能的相关人际因素，通过技能学习来提高患者的社会适应能力；家庭治疗可通过改善患者与家庭成员之间关系和互动模式，降低不良家庭环境对其疾病复发的影响；辩证行为治疗通过正念、情绪调节、痛苦耐受、人际效能四个模块的技能训练，达到帮助患者稳定情绪、建立更好的人际关系、恢复社会功能等目的。研究提示，在轻中度抑郁发作治疗中，心理治疗的疗效与抗抑郁药无明显差异，但在重度抑郁发作的治疗中，需要在药物治疗的基础上再联合使用心理治疗。

3. 物理治疗：改良电抽搐治疗、磁休克、重复经颅磁刺激、光照治疗、经颅电刺激、深部脑刺激、迷走神经刺激等。

（王　烨）

第二十五章　食管癌

一、疾病特点

食管癌（esophageal cancer）是发病率和致死率都很高的疾病。食管癌的确切病因尚不清楚，其致病因素包括亚硝胺和某些霉菌及其毒素、慢性炎症刺激、缺乏微量元素及维生素、食物过硬过热、进食过快、吸烟、饮酒、食管癌遗传易感因素等。胃酸反流慢性刺激食管壁可导致食管鳞状上皮细胞向腺上皮细胞化生，形成 Barrett 食管，目前 Barrett 食管已被公认是食管腺癌的癌前病变。我国居民饮食习惯不良，喜好腌制食品，食管癌的病理类型以鳞癌为主，而在胃食管反流疾病发病率较高的欧美国家，则以腺癌为主。

虽然近年来多学科综合治疗的发展使得食管癌患者的预后有所改善，但总体仍较差，这主要是由于食管癌的早期筛查工作在大多数国家仍未得到充分执行，许多患者就诊时已经分期较晚。

二、临床表现

早期食管癌：早期食管癌往往没有明显症状，可能偶有吞咽粗硬食物时出现不适感，如胸骨后烧灼样、针刺样或牵拉摩擦样疼痛等。食物通过缓慢，并有停滞感或异物感。哽噎停滞感常在吞咽水后缓解消失。症状时轻时重。

进展期食管癌：进展期食管癌的临床症状主要包括吞咽困难、体重减轻、呕吐、上腹部疼痛和胸骨后疼痛，典型症状为进行性吞咽困难，即先是固体食物吞咽困难，继而半流质食物吞咽困难，最后液体也不能咽下。患者逐渐消瘦、脱水、无力，甚至出现恶病质表现。当病变梗阻引起的炎症水肿暂时消退，或部分病变脱落后，梗阻症状可暂时减轻，常误认为病情好转。食管癌还可外侵周围器官和组织出现不同临床症状。持续胸痛或背痛往往提示食管癌已侵犯食管外组织。侵犯喉返神经可出现声音嘶哑；压迫颈交感神经节可出现

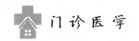

Horner 综合征；侵入气管、支气管，可形成食管-气管瘘或食管-支气管瘘，出现吞咽水或食物时剧烈呛咳，并发生反流误吸，导致吸入性肺炎；侵犯主动脉可形成食管-主动脉瘘，出现呕血。若有肝、脑、肺等器官转移，可出现相应症状。

三、门诊流程

（一）诊断

1. 临床诊断：患者多为中老年人群，慢性起病。

全身症状：患者可因营养摄入不足出现体重下降，严重者可出现肌肉萎缩、眼窝干燥、皮肤干燥松弛等恶病质表现。

局部症状：通常表现为进行性吞咽困难，可伴有非特异性消化道症状，如食糜或黏液反流、咳黄脓痰、发热、胸闷、喘憋、呕吐、呕血、黑便等。如病灶外侵周围器官和组织，可出现进食后胸背部疼痛、声音嘶哑或饮水呛咳等临床症状。

体格检查：食管癌患者一般没有特异性体征，仅在侵犯周围组织时才会有对应的体征。应关注患者是否有锁骨上淋巴结肿大、肝肿块和腹水、胸腔积液等转移征象。

2. 辅助检查：可帮助医师进行鉴别诊断与准确分期。

对可疑病例进行食管气钡双重造影，可提示食管癌的位置，从而指导治疗方案的制订。早期可见：①食管黏膜皱襞紊乱、粗糙或有中断现象；②小的充盈缺损；③局限性管壁僵硬，蠕动中断；④小龛影。中、晚期有明显的不规则狭窄和充盈缺损，管壁僵硬。有时狭窄上方食管有不同程度的扩张。

胃镜检查时可进行病变抓取活检以明确病变性质。对于食管黏膜浅表性病变可行碘染色检查鉴别良恶性。正常食管鳞状上皮呈棕黑色，而肿瘤组织呈碘本身的黄色。对于高度怀疑食管癌的患者进行胃镜活检病理学检查，以明确病变性质，其是食管癌诊断的"金标准"。

明确病变性质后，胸部 CT、腹部 CT、头颅 MRI、骨扫描及 PET-CT 可以帮助确定食管癌外侵、区域淋巴结转移和远处转移，判断 T 分期、N 分期和 M 分期。当病灶与主动脉或气管等重要结构关系密切时，行 MRI 检查有助于可切除性的准确判断。有条件时可采用食管超声内镜检查确定食管癌的浸润深度及有无纵隔淋巴结转移，进行更加精确的术前 T 分期及 N 分期。

功能评估：对于考虑进行放疗、化疗或手术治疗的患者，应当进行全身的机体功能评估以判断患者对于治疗的耐受性，主要包括对高危人群进行超声心动图检查、肺功能检查及冠脉 CTA 检查。

3. 分期与分站：目前我国应用最为广泛的分期方法包括国际抗癌联盟（Union for International Cancer Control，UICC）/美国癌症联合委员会（American Joint Committee on Cancer，AJCC）TNM 分期（第 8 版），淋巴结分站运用较为广泛的是日本食管学会（Japan Esophagus Society，JES）区域淋巴结分站。

4. 鉴别诊断

食管癌应与食管良性肿瘤、贲门失弛缓症和食管良性狭窄相鉴别，鉴别主要依靠食管钡餐造影、食管测压、CT、MRI、胃镜和病理学检查。

食管良性肿瘤主要包括食管平滑肌瘤或食管间质瘤，其生长一般比较缓慢，较大的肿瘤也可以堵塞管腔引起吞咽困难，并出现胸骨后疼痛或压迫感。其食道造影表现为圆形或"生姜"样充盈缺损，表面黏膜展平呈"涂抹征"。

贲门失弛缓症可有间断性的梗阻症状，可伴有胸骨后沉重感或阻塞感，在食管造影时表现为食管体部蠕动消失，食管下段及贲门部呈"鸟嘴征"，上段食管可显著扩张，可有液平面，通过食管测压可确诊。需注意食管癌与贲门失弛缓症有时可合并存在。

食管良性狭窄一般有明确的误吞服伤害性物质的病史，食管造影可见食管狭窄、黏膜皱褶消失、管壁僵硬，狭窄与正常食管段逐渐过渡。

食管邻近器官的异常导致食管受压迫也可以出现吞咽困难，有时可误诊为食管癌，胸部 CT 可提示病灶的部位。

其他恶性肿瘤如癌肉瘤、肉瘤、恶性淋巴瘤、恶性黑色素瘤、燕麦细胞癌等，其临床表现、X 线检查所见及内镜检查所见与食管癌高度相似，其鉴别诊断主要依赖病理学检查结果。

（二）干预

1. 原则：食管癌的治疗原则是多学科综合治疗，即包括手术、放疗、化疗以及免疫治疗，其中手术治疗是基石。具体治疗方案取决于肿瘤的临床分期、具体部位、组织学分级、患者一般状态和并发症情况。

2. 内镜下治疗：内镜下可对癌前病变进行射频消融、冷冻治疗或切除（内镜下黏膜切除、多环套扎黏膜切除、内镜下黏膜下剥离术等），内镜下黏膜切除或黏膜下剥离术是 T1a 期食管癌的首选治疗。T1b 及以上Ⅰ期、心肺功

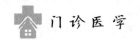

能差或拒绝手术者，可行内镜下黏膜下剥离术加术后放化疗。

当病变过长或累及 3/4 环周以上，内镜下切除可能导致顽固性狭窄，应当行手术治疗。

3. 手术治疗：对于常见的病理类型鳞癌与腺癌，在心肺功能耐受手术的情况下，T1b 及以上 I 期、II 期患者首选手术治疗，其余外科评估可切除的（III 期以及 T4a 期）患者推荐行新辅助治疗联合手术治疗。对于恶性程度较高的食管小细胞癌，新辅助治疗可放宽到更早分期的患者。

特殊食管癌手术方式的选择：对于颈段食管癌病灶，既往推荐行根治性放化疗，近些年来由于空肠代食管、结肠代食管技术的发展，一些高水平医疗中心可为患者实施根治性食管癌切除。对于心肺功能较差的食管癌患者，既往推荐行保守治疗，但近年来不经胸腔的纵隔镜食管癌切除术在心肺功能较差的患者中的安全性和生存获益得到了一些研究的支持，在技术成熟的医疗中心可作为手术方式的选择之一。

完全性切除的 I 期食管癌，术后一般不必行辅助治疗。对于 II 期及以上食管癌，推荐在术后追加辅助治疗。近年来新辅助治疗在许多医疗中心广泛开展，术后追加辅助治疗可明显改善患者的总生存，但对于肿瘤复发方面的效益还缺乏证据。

4. 保守治疗：II 期及以上心肺功能差或拒绝手术者，可行根治性放化疗，T4b 期如果病变侵犯椎体、气管、主动脉、心脏等重要部位，应进行单纯化疗。对于有远处转移的 IVB 期患者，主要以非手术的保守治疗为主。一般状况好者，推荐全身系统性药物治疗，必要时可联合局部治疗。分子靶向治疗、免疫治疗在食管癌综合治疗中的前景广阔。

5. 姑息治疗：不能耐受上述治疗者，为延长生命、提高生活质量可进行姑息治疗和支持治疗，主要包括内镜治疗（包括食管扩张、食管支架等治疗）、镇痛对症治疗及营养支持治疗等。

（三）随访

随访内容主要为定期评估肿瘤是否进展或复发。对于仍然具有消化道症状的患者应进行相应的处理，改善患者生活质量。如果患者仍然存在营养不良，应当对其进行适当的营养指导。

1. 对于接受内镜治疗的患者：食管癌前病变及早期食管癌经内镜下治疗后 3 个月、6 个月与 12 个月需复查 1 次内镜，若无复发则以后每年复查 1 次内镜。食管黏膜轻度异型增生患者可术后每 3 年复查 1 次内镜。内镜随访时应结合染色内镜和/或放大内镜检查，发现阳性或可疑病灶行活检病理学检查。

2. 对于可手术切除、接受新辅助治疗的患者：应及时评估疗效。2~3 个周期治疗后进行 1 次影像学评估。如病史、体格检查或影像学检查结果提示疾病进展，应中止新辅助治疗，评估肿瘤的可切除性；对于可根治性切除的患者，应及时行手术治疗。

3. 对于接受手术治疗的患者：术后 2 年内每 3 个月复查 1 次，2~5 年每半年复查 1 次，5 年以后每年复查 1 次。复查项目包括颈、胸、腹部 CT，颈、腹部超声及各项实验室检查。上消化道造影、全身 PET-CT、骨扫描、颅脑 MRI 等影像学检查与上消化道内镜检查可根据患者术后病情变化作为选择性检查项目。随访期间发现可疑复发或转移病灶，可酌情行病理学活检明确诊断。

4. 对于根治性切除术后接受辅助治疗的患者：因无明确观察指标，推荐在完成既定的治疗后行影像学检查。如病情稳定，并且无自觉症状，在治疗结束后的 2 年内，可每 3~6 个月随访 1 次，内容包括病史询问、体格检查、影像学评估，并且根据临床需要复查实验室检查、内镜检查等项目。自第 3 年起，可每 6~12 个月随访 1 次，内容同上。自第 6 年起，可每年随访 1 次，内容同上。

5. 对于转移性食管癌接受姑息性治疗的患者：在完成治疗后进行评估，如无自觉症状，可每 2 个月随访 1 次，内容包括病史、体格检查、影像学检查，并且根据临床需要复查食道造影和内镜检查等项目。

食管癌患者预后的改善有赖于早诊、早治及多学科综合治疗模式的有效执行。患者在明确病情之前，可能就诊于消化内科、肿瘤内科、胸外科、消化外科、头颈外科等门诊，门诊医师不仅应该通过辅助检查明确病变性质与分期，还应注意评估患者的营养状态，对营养不良进行早期干预，可改善患者预后。一旦分期明确，各专科医师都应当知晓具体分期对应的可选择的治疗方式，与患者及其家属充分沟通，做好患者的科间转诊工作。

（吴　娜　胡　杨）

第二十六章　原发性多汗症

一、疾病特点

原发性多汗症（primary hyperhidrosis）是正常汗腺的过度神经源性活动引起的出汗过多，由自主神经系统功能障碍和情绪控制中枢功能异常所致。由于患者对该病症状的认识不足，限制了该病的报告率。各流行病学研究中使用的方法不一，原发性多汗症的患病率差异较大。国外报道其患病率为3.87%~12.3%，而上海一项针对门诊患者的研究报道其患病率为14.5%。原发性多汗症的平均发病年龄为14~25岁，在18~39岁人群中的患病率最高。不同性别间的患病率没有显著差异，但女性相较于男性的就诊意愿更高。在原发性多汗症患者中，35%~56%的患者有阳性家族史，说明该病可能存在遗传倾向。原发性多汗症可累及多个区域，严重者会影响患者的工作效率、日常活动、情绪健康和人际关系。

二、临床表现

原发性多汗症的临床表现为特发局灶性、双侧对称性的大量出汗，常累及腋窝、手掌、足底和颅面区域。症状可以在一天内持续或分次出现，每次发作时间长短不一，程度轻重不一，但通常不会在夜间或睡眠时出现。发作可以由高温、情绪或体力活动激发。

腋窝多汗症及足底多汗症患者会出现皮肤浸渍和衣物、鞋袜染色等。手掌多汗症常会使患者害怕与他人握手或担心弄脏纸张或键盘，且患者可能难以完成需要手部抓握操作的工作或活动。上述症状通常会造成患者生活及职业方面的心理及社会问题。

三、门诊流程

(一)诊断

1. 鉴别诊断:在诊断原发性多汗症之前需要排除继发性多汗症。继发性多汗症不如原发性多汗症常见,且往往有基础病因。继发性多汗症常表现为全身性多汗,在患者清醒或睡眠时均可发作。继发性多汗症可能是生理性表现,如发热、妊娠、绝经等;也可能由病理原因引起,包括恶性肿瘤(淋巴瘤或骨髓增生性疾病)、感染(病毒、细菌或寄生虫感染)、内分泌代谢紊乱(糖尿病/低血糖、甲状腺功能亢进、垂体功能亢进等)、神经系统疾病(脑卒中或帕金森病)或精神疾病(躁狂症等)。此外,许多药物也可引起继发性多汗症,包括部分抗抑郁药、抗生素、抗病毒药、降糖药、止吐药、肾上腺素能或胆碱能药物等。继发性多汗症的其他病因还包括代偿性出汗(一种由交感神经切除术治疗原发性局灶性多汗症引起的医源性疾病)、味觉性出汗及脊髓病变等。

2. 诊断:原发性多汗症的诊断需要详细询问患者的病史,包括出汗部位为局部还是全身,发病的年龄,发作的持续时间、频率、程度及诱因,家族史,用药史及任何指向继发性病因的症状(如体重减轻、发热或淋巴结肿大等)。

原发性多汗症的诊断标准:持续不少于 6 个月并且超过体温调节需求的局灶性多汗,以及至少满足下列症状中的 4 项。①主要累及腋窝、手掌、足底和颅面区域;②呈双侧对称分布;③影响日常活动;④每周发作超过 1 次;⑤25 岁以前发病;⑥有阳性家族史;⑦夜间无症状。

3. 辅助检查:怀疑原发性多汗症时通常不需要进行实验室检查,然而如果根据病史及体格检查怀疑继发性病因时,需要进行特异性实验室检查。如果怀疑淋巴瘤,应进行适当的血液检查、对增大的淋巴结进行活检及做骨髓活检。如果怀疑感染,应询问患者有无疫区旅游史、冶游史,进行感染指标检查、结核菌素(PPD)试验、痰液检查、超声心动图检查等明确具体病因。如果怀疑内分泌代谢紊乱,可以根据病史测量患者血糖或相应激素水平。如果患者正在使用已知可引起多汗的药物,则应尽可能停用该药,以此作为诊断性试验。

（二）干预

1. 原则：原发性多汗症的治疗方案应在充分询问患者病情，评估疾病严重程度，综合考虑患者的目标、期望及费用和医疗单位可开展的治疗手段等多方面因素后制订。

2. 门诊治疗。

（1）外用止汗剂是原发性多汗症的首选初始治疗。六水合氯化铝等金属盐因广泛可用、价格低廉且耐受性良好，是最常用的药物。铝的金属盐与汗液中黏多糖相互作用，形成阻断汗腺管腔的沉淀物。金属盐应在睡前涂抹在多汗症区域上，并在皮肤上保持 6～8 小时，通常在 1 周内可显著改善症状。此外，外用格隆溴铵作为一种抗胆碱能药物，也可以通过抑制乙酰胆碱对汗腺的作用来抑制出汗，可用 2.4% 格隆溴铵外用湿巾涂抹在腋窝处，每天 1 次。

（2）口服全身性药物也可用于原发性局灶性多汗症。最常用的是抗胆碱能药物如格隆溴铵和奥昔布宁，通常需要约 1 周达到最大疗效。但抗胆碱能药物的潜在不良反应包括口干、视物模糊、头痛和尿潴留等，限制了这些药物的常规使用。

（3）离子电渗疗法对于手掌和足底多汗症也是一种经济有效的疗法，每周进行 3～4 次，每次持续 20～30 分钟，需要 6～15 次治疗才可以明显改善症状，效果通常维持 2～14 周。

（4）定期向受累皮肤注射肉毒毒素是改善腋窝多汗症的一种有效的方法，通常在 2～4 天开始出现治疗效果，而症状的改善通常持续 3～9 个月或更长时间。但这种疗法费用昂贵，且在注射过程中患者常出现疼痛难忍。

（5）微波热解疗法可用微波能量破坏小汗腺，减轻腋窝多汗症。微波热解疗法通常治疗 2 次，每次 20～30 分钟，两次间隔时间为 3 个月。但由于费用昂贵、可用性有限，这种疗法并未广泛普及。

3. 手术治疗：在保守治疗无效时可考虑进行手术治疗。腋窝多汗症可以通过皮下刮除术或切除包含小汗腺的皮肤来实现。对于症状严重且影响日常生活活动能力并且不能用其他治疗方法处理的患者，交感神经切除术（ETS）是最后的治疗方法。美国胸外科医师学会的专家小组提出行 ETS 的理想患者应具备以下特征：①16 岁前发病，且手术治疗时年龄小于 25 岁；②体重指数（BMI）<28kg/m^2；③睡眠时无出汗；④无显著共存疾病；⑤静息时心率大于 55 次/分。对于手掌多汗症，可选择 T_2 或 T_3 神经节切除。腋窝多汗症可选择 T_3 和 T_4 神经节切除，但 ETS 治疗单纯腋窝多汗症通常效果不太令人满

意。内镜下腰交感神经切除术（L_3/L_4 水平）可用于足底多汗症的治疗。ETS在 68%～100%的患者中有效，患者满意度为 66.7%～93.0%，其中手掌多汗症的患者满意度最高，但随着时间的推移下降。ETS 的术后并发症主要有Horner 综合征和腹部、背部、腿部和臀部的代偿性多汗。

（夏　琦　胡　杨）

第二十七章 胸腺肿瘤

一、疾病特点

胸腺肿瘤是一种不常见的纵隔原发性肿瘤，源自胸腺上皮细胞，包括胸腺瘤（thymoma）和胸腺癌（thymic carcinomas）。国外报道其发病率为（1.3～3.2）/100万，而我国胸腺肿瘤的年发病率约为4.09/100万。胸腺瘤的好发年龄在40～60岁，胸腺癌则常见于65岁及以上的患者。胸腺肿瘤在不同性别间的发病率未见明显差异。目前尚未发现明确的危险因素。胸腺瘤通常生长缓慢，属于惰性肿瘤，患者5年生存率接近90%。就诊时7%的胸腺癌患者存在胸外转移，最常转移至肝和骨骼，但转移几乎可发生于任何部位，包括脑、肾、胸外淋巴结、肾上腺和甲状腺，患者5年生存率约为55%。

二、临床表现

胸腺肿瘤起病隐匿，大约1/3的患者无任何症状。胸腺肿瘤的症状主要有两个方面，即局部症状和副肿瘤综合征。

（一）局部症状

随着肿瘤体积的增大或局部浸润，患者首发表现通常为纵隔局部压迫症状，常见的有胸闷、胸痛、头面部肿胀感、咳嗽、呼吸困难、声音嘶哑等。这些症状与肿瘤的位置、大小和性质密切相关。肿瘤压迫或侵犯气管、支气管、肺时，患者可出现剧烈咳嗽和呼吸困难等症状；肿瘤压迫或侵犯交感神经可引起同侧上睑下垂、瞳孔缩小、眼球内陷、额部无汗，出现Horner综合征；喉返神经受压或受侵可出现声音嘶哑；肿瘤压迫上腔静脉时可引起上腔静脉阻塞综合征。

（二）副肿瘤综合征

胸腺肿瘤通常与自身免疫性疾病密切相关。胸腺内淋巴细胞的异常调节可导致自身免疫或免疫缺陷。自身免疫也可能是由其他组织中的抗原与胸腺肿瘤相关抗原的交叉免疫引起。

1. 重症肌无力：重症肌无力是最常见的一种副肿瘤综合征。重症肌无力可伴发于 $30\%\sim65\%$ 的胸腺瘤患者中，但在胸腺癌患者中罕见。这类患者可以产生多种针对神经肌肉抗原的自身抗体，特别是抗乙酰胆碱受体抗体。重症肌无力患者通常表现为上睑下垂、复视、构音障碍、易疲劳和肌肉无力。对于胸腺瘤合并重症肌无力的患者，胸腺切除常能减轻重症肌无力，但大多数患者仍持续存在部分症状。

2. 纯红细胞再生障碍性贫血：纯红细胞再生障碍性贫血是自身免疫介导的骨髓红细胞前体增殖能力低下所致。这种副肿瘤综合征见于 $5\%\sim15\%$ 的胸腺肿瘤患者，常见于年龄较大的成年女性。这种患者的表现一般较为隐匿，大多数患者并没有贫血的症状和体征，皮肤苍白和活动耐量下降可能是该病的最早表现。其实验室检查可见任何程度的贫血伴重度网织红细胞减少，同时白细胞和血小板计数通常无变化。

3. 免疫缺陷：低丙种球蛋白血症和纯白细胞再生障碍见于不到 5% 的胸腺肿瘤患者，最常见于年龄较大的成年女性。患者通常有反复感染、腹泻和淋巴结肿大的病史。

三、门诊流程

（一）诊断

1. 临床诊断：胸腺肿瘤的症状和体征如下。

（1）起病隐匿：无症状患者通常因进行影像学检查偶然发现。

（2）局部症状：胸闷、胸痛、头面部肿胀感、咳嗽、呼吸困难、声音嘶哑等。

（3）副肿瘤综合征：重症肌无力、纯红细胞再生障碍性贫血、低丙种球蛋白血症和纯白细胞再生障碍等。

2. 鉴别诊断：胸腺肿瘤占前纵隔肿物的 $35\%\sim50\%$。其次为淋巴瘤，淋巴瘤患者通常表现为无痛性淋巴结肿大，伴有发热、盗汗及体重减轻，确诊淋巴瘤通常需要粗针穿刺活检进行流式细胞学检查。畸胎瘤影像学上表现为密度不均匀的肿块，呈脂肪和囊性改变。精原细胞瘤常伴有血清 β-人绒毛膜促性腺激素升高，而非精原细胞瘤则常伴有甲胎蛋白升高。胸腺转移癌最常见的是肺癌转移，需要积极寻找和治疗肿瘤原发灶。

3. 辅助检查：胸腺肿瘤患者的初始评估应包括胸部的影像学检查，可初步判断肿瘤是胸腺瘤还是胸腺癌。影像学检查首选胸部增强 CT，但对于无法使用碘造影剂的患者也可以选择胸部 MRI。胸腺瘤常表现为前上纵隔边界清楚、有包膜、密度均匀的肿物。而胸腺癌的轮廓往往不规则，可见局部浸润，常含有坏死、囊性或钙化区域。PET-CT 不常规用于胸腺肿瘤的初始检查，但对于进展期或晚期的胸腺肿瘤，可选择 PET-CT 评估肿瘤的远处转移情况。根据患者的临床症状评估是否补充血常规、血生化、自身免疫抗体、β-人绒毛膜促性腺激素、甲胎蛋白、心电图等检查。

4. 病理诊断：怀疑胸腺肿瘤的患者术前不需要常规行组织活检。但如果根据患者临床表现及影像学检查诊断不明确，怀疑是淋巴瘤或转移癌，以及患者选择保守治疗或行术前放疗或放化疗时，可以通过细针穿刺、粗针穿刺或开放手术活检的方法实现病理诊断。

5. 分期系统：胸腺肿瘤有许多分期系统，包括 Masaoka-Koga 分期、TNM 分期、法国分期等，其中 Masaoka-Koga 分期最为常用（表 27-1）。

表 27-1　胸腺肿瘤的 Masaoka-Koga 分期

分期	定义
Ⅰ	肉眼或镜下肿瘤包膜完整
Ⅱa	镜下侵犯包膜
Ⅱb	肉眼侵犯正常胸腺或周围脂肪组织，或肉眼粘连但未穿透纵隔胸膜或心包
Ⅲ	肉眼侵犯邻近器官（如心包、大血管、肺）
Ⅳa	胸膜或心包转移
Ⅳb	淋巴或血行转移

（二）干预

1. 原则：胸腺肿瘤的治疗方案应由胸外科、放疗科、肿瘤内科、影像科及病理科医师组成的多学科诊疗团队综合制订。对于 Masaoka-Koga 分期为

Ⅰ～Ⅱb 期的胸腺肿瘤患者，手术治疗均为首选。对于分期为Ⅲ～Ⅳa 期的患者，若多学科诊疗团队评估病灶可切除，则推荐直接手术治疗，术后评估给予辅助放疗；若初始评估无法切除，应先行新辅助化疗、放疗或放化疗，如果肿瘤经治疗后转化为可切除病灶再选择手术治疗。对于分期为Ⅳb 期的患者，推荐行化疗为主的综合治疗。

2. 住院治疗：安排住院检查评估、手术治疗及放化疗。

3. 门诊随访：术后 3～4 个月进行 1 次胸部增强 CT 作为基线检查。对于完全切除的胸腺瘤患者，术后每年进行 1 次胸部增强 CT 检查，持续 10 年。对于胸腺癌或者不完全切除的胸腺瘤患者，术后前 2 年每 6 个月进行 1 次胸部增强 CT 检查，此后 8 年每年进行 1 次胸部增强 CT 检查。

（夏　琦　胡　杨）

第二十八章　乳腺疾病

一、疾病特点

乳腺疾病是女性常见病和多发病，影响着广大女性的身心健康。乳腺疾病种类繁多，病因多样，有先天性畸形、外伤、哺乳期/非哺乳期炎症、良性和恶性肿瘤等。常见的乳腺疾病有乳腺增生、乳腺囊肿、乳腺纤维瘤、乳腺癌等。乳腺疾病大多是良性，乳腺癌占 3%～6%。目前我国女性乳腺增生和乳腺癌患病率均逐年上升，并呈现出年轻化趋势。乳腺疾病的高发年龄段是31～50 岁，乳腺癌的高发年龄段是 41～50 岁。乳腺癌是严重威胁全球女性健康的恶性肿瘤。WHO 下属国际癌症研究机构（Internation Agency for Research on Cancer，IARC）发布的统计数据显示，2020 年全球女性乳腺癌新发病例约 230 万。

乳腺良性疾病按病理类型分为非增生性病变、普通增生性病变和不典型增生性病变三种组织学类型。非增生性病变种类较多，主要包括乳腺囊肿、乳腺炎、乳腺纤维腺瘤、乳腺脂肪坏死、副乳腺等；普通增生性病变主要包括乳腺导管增生、复杂纤维腺瘤、导管内乳头状瘤、硬化性腺病等；不典型增生性病变主要包括不典型导管增生、小叶上皮内瘤变等。我国乳腺癌的主要病理类型为浸润性导管癌，其次为浸润性小叶癌、黏液癌、髓样癌，其他病理类型较少见。随着早期诊断技术的进步，早期乳腺癌的诊断比例日益升高。研究分析显示，乳腺癌发病率呈上升趋势，尤其是年轻女性，但死亡率呈下降趋势。随着生存率的提高，全世界乳腺癌幸存者的疾病负担也在增加。

乳腺疾病的治疗和研究经历了一个多世纪的发展，治疗理念也在不断发展，逐渐走向精准治疗。早期筛查是预防乳腺疾病的最重要的手段，早发现、早诊断、早治疗可以降低乳房切除率，提高患者生活质量，也是提高乳腺癌治愈率的最佳途径。门诊筛查和治疗在乳腺疾病的防治中具有非常重要的作用。

二、临床表现

乳腺疾病的症状较为相似，难以从临床表现上进行明确诊断。

1. 乳房局部疼痛：乳腺疾病常见的症状是乳房局部疼痛。出现剧烈疼痛的乳腺疾病有急性乳腺炎、乳腺脓肿、乳头皲裂等。出现隐痛、钝痛或胀痛的乳腺疾病有乳腺增生、乳腺囊性增生等。乳腺良性肿瘤有轻微胀痛，而乳腺癌一般无疼痛。

2. 乳腺肿块：乳腺疾病的另一常见症状是乳腺肿块。大多数患者因自查发现乳腺肿块来就诊。乳腺纤维瘤、乳腺癌、乳腺增生等数十种乳腺疾病的患者均可能在无意之中发现乳腺肿块。

3. 乳房皮肤变化：如乳房皮肤出现酒窝征、橘皮样改变，多提示乳腺癌可能。

4. 乳头改变：乳头内陷或朝向改变，提示乳腺癌可能。

5. 乳头溢液：分为生理性和病理性乳头溢液。生理性乳头溢液可考虑的因素包括绝经期前女性内分泌的变化，使用某些药物如抗精神病药物、治疗消化系统疾病药物等，以及妊娠期和哺乳期断奶后。病理性乳头溢液可考虑的因素包括内分泌系统疾病及乳腺导管内占位性病变等。

三、门诊检查

1. 病史采集和乳腺检查：患者通常于乳房自查异常时就诊于乳腺门诊。门诊医师应详细询问患者的现病史、既往史、月经史、婚育史、个人史和家族史，对乳腺疾病的诊断和鉴别诊断均有十分重要的作用。临床乳腺检查，包括视诊乳房外观、皮肤及乳头的情况；乳房触诊，按照乳房、腋窝淋巴结和锁骨上区淋巴结的顺序进行检查。发现可疑病例则进一步检查。检查后进行记录，并对乳房情况进行描述。

2. 辅助检查：乳腺X线和彩超检查是乳腺疾病最常用的检查方法，两者各有优劣、互为互补。国内对于就诊的乳腺疾病患者，乳腺彩超检查仍是首选的排除性检查方法，对于怀疑乳腺癌的患者，首选乳腺X线检查。乳腺彩超通过测量血流信号来鉴别肿瘤性质。在乳腺X线检查中，乳腺癌较为直接的表现是结节状影和钙化灶，对于判断肿块的良/恶性质具有较高的价值，但是，钼靶X线对某些类型的乳腺癌灵敏度不高。乳腺MRI具有很高的组织分辨率，能够很好地检查乳腺形态学特征和血流动力学特征，在疾病鉴别和术前术后评估方面有独特的优势。如乳腺彩超提示恶性病变可能或不能确定病变性质，则需进一步行穿刺活检，以便后续治疗。对于乳头溢液的患者，可行溢液细胞学涂片检查，或行乳管内镜检查，以明确诊断，决定治疗方案。

临床乳腺检查、影像学检查和病理学检查是诊断乳腺疾病的标准路径，乳腺疾病患者的管理和治疗，需要经过这三重评估后综合判断。

附：乳房自查

乳腺疾病的早期发现主要依靠乳房自查、临床乳腺检查及乳腺X线、彩超检查等手段，其中乳房自查是一种简便易行、经济实惠、容易推广的防癌普查的好方法，有研究编制了乳房自查的口诀：乳房疾病很烦恼，自我检查很重要。洗澡时，睡觉前，月经完后三四天。先举手，后叉腰，对着镜子仔细瞧。颜色高度和大小，左右对称很重要。左手放在头后方，右手检查左乳房；四指并拢仔细摸，乳房乳头和腋窝；右摸左来左摸右，各个区域莫遗漏；发现包块或溢液，疑有异常快就医。该口诀可以用于门诊患者，让患者快速掌握乳房自查的技巧，是一项花费低廉、简便易行、安全无创的检查方法。

四、常见乳腺疾病管理

（一）乳腺炎症性疾病

乳腺炎症性疾病分为乳腺非特异性炎症和乳腺特异性炎症。由结核菌、真菌、寄生虫、理化因素引起的乳腺炎症，称为乳腺特异性炎症，相对较少见。乳腺非特异性炎症指化脓性细菌侵入乳腺引起的急慢性炎症，如急性乳腺炎、乳腺脓肿、乳头皲裂等，大多为急性乳腺炎且一般发生在哺乳期。乳汁淤积为最常见的原因。乳腺一般先出现肿块，后出现局部红、肿、热、痛等炎症改变，全身表现为高热。

治疗方法：①疏通堵塞的乳腺导管，热敷按摩排乳，直到肿块变软。②局部封闭治疗和全身治疗。急性乳腺炎对产妇、婴儿及家庭的影响都很大，除了注意减少乳汁淤积和避免乳头皲裂，还应鼓励患者继续母乳喂养，不仅可以避免回乳，还利于疏通阻塞的乳腺导管，即便是形成脓肿也不影响母乳喂养。

（二）乳腺发育异常性疾病

乳腺发育异常性疾病包括乳腺先天性畸形和乳腺发育异常。乳腺先天性畸形指在胚胎各时期，乳腺因某种原因停止或异常发育，包括乳房、乳头缺如，多乳房症（副乳），多乳头症，乳头内陷。乳腺发育异常指出生后各种原因所致内分泌紊乱导致的乳腺异常发育，包括男性乳腺发育、女性乳房大小异常或形态异常。在处理乳腺发育异常性疾病时，除了考虑病理、生理因素对患者的影响，还应该让患者及其家属积极面对身体美学相关问题，应该仔细评估，必要时手术治疗，尽可能减少乳腺发育异常性疾病给患者带来的心理创伤。

（三）乳腺增生性疾病

乳腺增生性疾病是乳腺外科门诊中常见的一类疾病。乳腺受到自身内分泌激素的影响，发生周而复始的增生与复旧，这种生理过程造成的乳腺组织结构紊乱，乳腺小叶数量或形态出现异常，称为乳腺增生性疾病，可分为乳腺肥大症和乳腺增生症两大类。

乳腺门诊就诊的绝大多数患者为单纯性乳腺增生，在 30~50 岁的女性中多见，表现为乳房胀痛和乳腺肿块。乳腺增生需要和乳腺癌相鉴别，特别是中年患者。乳腺增生疼痛和肿块大小变化和月经周期有关，但乳腺癌则无此规律。该病有一定的自限性，部分患者可以不治而愈。对于临床症状较为严重的患者可以采取中医治疗、激素治疗或单纯乳腺切除术治疗。无确切的证据表明乳腺增生和乳腺癌具有因果关系，但是在临床工作中本着"以患者为中心"的理念，应做好随访和监测，警惕癌变的发生，必要时做病理学检查以决定进一步治疗方案。

（四）乳腺良性肿瘤

乳腺良性肿瘤多达 20 种，最常见的是纤维腺瘤。纤维腺瘤是上皮成分纤维化的一种良性肿瘤，在 30 岁以下的女性患者中常见，目前认为可能和雌激素有关。纤维腺瘤最常见症状为无痛性活动肿块，患者可以无意中发现，直径在 3cm 以内，内分泌激素对肿块大小和形态影响较大，绝经期后纤维腺瘤可退化，但恶变的危险性也较高。纤维腺瘤的治疗原则是手术切除，年轻患者可以考虑暂时观察、延期手术。备孕患者可以考虑在妊娠前手术，因为妊娠和哺乳可能加速肿瘤的生长甚至使其发生恶变。此外，由于患者多为年轻女性，对手术的美学要求较高，可采用微创手术，但肿瘤标本均应送病理学检查以明确

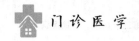

诊断。

（五）乳腺癌

乳腺癌早期发现、诊断和治疗是降低死亡率和提高生存率有效的途径。

乳腺癌常见体征：①无痛性肿块，以乳腺肿块主诉就诊的乳腺癌患者约占80％，主要分布于乳房的外上象限和内上象限，以单侧乳房单发肿块最常见，质地较实较硬，有结节感。②乳头溢液，单侧、血性或浑浊血性溢液多来源于乳腺癌。③乳房皮肤改变，早期轻微皮肤粘连，若肿瘤侵犯腺体和皮肤之间的Cooper韧带，导致皮肤发生凹陷，形成"酒窝征"。炎性乳腺癌可出现局部皮温增高和乳腺皮肤红肿。各种原因引起乳房皮下淋巴管回流受限引起皮肤水肿。皮肤溃疡是晚期乳腺癌的典型表现。④卫星结节，即主癌灶周围的皮肤散在分布的硬结节。⑤乳头异常，主要为乳头脱屑、糜烂、回缩等。⑥淋巴结转移，常见同侧腋窝淋巴结转移，也可见锁骨上淋巴结转移和血行远处转移。

随着医学的进步和科技的发展，乳腺癌的生存率逐渐提高，治疗理念也在不断变革，乳腺癌已经进入了全程管理的个体化模式。乳腺癌的局部治疗包括乳腺手术、放疗。乳腺癌的全身治疗包括化疗、内分泌治疗、生物治疗等。手术治疗是乳腺癌最常用的治疗方法，手术方式复杂多变，患者的偏好和病情会影响手术方式的决策，常用的手术方式包括乳腺癌改良根治术、乳腺癌保乳术、全乳房切除术以及乳房重建术。在门诊中，如果怀疑乳腺癌，患者会担心肿块穿刺导致癌细胞种植或转移，需做好解释沟通。患者在诊断乳腺癌后，对于手术方式的选择，常常犹豫不决，患者担心肿瘤复发，对保乳术和乳房重建术的认可程度不足，因此需与患者耐心沟通，使患者对此保持理性的态度。

（刘　奇）

第二十九章　心脏手术术前门诊评估

一、疾病特点

心脏疾病的病情复杂多变，心脏手术的严重并发症发生率和死亡率显著高于非心脏手术患者。有些围术期风险是心脏手术固有的，而且心脏疾病患者通常存在严重并发症，均会增加麻醉风险。因此术前数天到数周应进行术前门诊评估，以确保有充足的时间来调节潜在的、可调节的危险因素，保证手术取得最佳疗效。

二、术前评估

（一）病史

重点关注：出现心脏疾病相关症状的时间点及病情变化情况；是否发生过急性或慢性心肺功能不全或脑血管意外等；心脏疾病的诊疗经过及疗效；近期使用的药物及疗效；是否有其他并发症；术中需行经食道超声心动图的患者，术前还需排除食管及相关疾病。

（二）体格检查

除常规的体格检查项目，还需着重进行心肺的听诊，检查四肢动脉血压、脉搏、皮肤与黏膜颜色及皮温、杵状指（趾），确认有无全身水肿、颈静脉怒张、肝大、腹水、呼吸困难等慢性心力衰竭表现。

（三）心功能分级

NYHA 心功能分级与麻醉耐受力见表 29-1。

表 29-1　NYHA 心功能分级与麻醉耐受力

级别	功能状态	麻醉耐受力
Ⅰ	日常活动不受限制，一般的体力活动后无过度疲劳感，无心悸、呼吸困难或心绞痛	心功能正常，麻醉耐受力良好
Ⅱ	体力活动轻度受限，休息时无自觉症状，一般的体力活动会引起疲劳感、心悸、呼吸困难或心绞痛	心功能较差，麻醉耐受力稍差
Ⅲ	体力活动明显受限，休息时无自觉症状，但小于一般体力活动就会引起疲劳感、心悸、呼吸困难或心绞痛	心功能不全，麻醉耐受力差
Ⅳ	无法从事任何体力活动，休息时亦有心力衰竭或心绞痛症状，任何体力活动后都会加重	心力衰竭，麻醉耐受力极差

（四）实验室检查

可选择普通心电图和 24 小时动态心电图、超声心动图、胸部 X 线、胸部 CT、心血管造影、心脏增强 CT 等检查。这些检查不仅可以帮助我们更好地了解患者的心脏结构及病变情况，评估心脏功能，还可排除择期手术患者是否患有缺血性心肌病。缺血性心肌病患者麻醉风险将显著增加。

三、术前准备

（一）调整用药

1. 洋地黄类药物：大多患者术前无需停药，少数有逾量中毒表现者应在术前 24~48 小时停用，可避免围术期因出现低血钾而诱发洋地黄毒性反应，同时也为术中使用洋地黄类药物留有空间。

2. 降压药：术前服用利血平类药物，应至少提前 1 周换为其他降压药；术前服用 ACEI 和血管紧张素 Ⅱ 受体阻滞剂类药物应在手术当天停用，避免术中发生难治性低血压。β受体阻滞剂和钙通道阻滞剂一般不主张术前停药，必要时可根据病情适当调整剂量。

3. 利尿剂：心脏疾病患者大多术前会服用利尿剂，长期使用该类药物会导致机体出现水、电解质平衡紊乱，术前应注意及时纠正，并在手术当天停用。

4. 抗血小板药物：常用抗血小板药物主要分为三种，第一种是环氧化酶抑制剂，如阿司匹林，术前可不停药；第二种是磷酸二酯酶抑制剂，如双嘧达莫，联合华法林者术前应停药 1 周；第三种是二磷酸腺苷与血小板 P2Y12 受体阻滞剂，如氯吡格雷，择期手术应至少停药 1 周以上。

（二）管理合并疾病

1. 高血压：术前对于高血压患者的干预措施除了药物治疗还应包括生活方式的干预，如戒烟、适当运动、改变饮食结构等，以保证 60 岁及以上的成年人收缩压<150mmHg 和舒张压<90mmHg。60 岁以下及患有糖尿病或慢性肾功能不全的患者，治疗目标应是收缩压<140mmHg 和舒张压<90mmHg。

2. 糖尿病：围术期高血糖增加了术后感染率及死亡率，欧洲胸外科医师学会指南推荐将糖尿病患者的血糖控制在 10mmol/L 以下；术前 HbA1c 的控制尚有争议，但有研究指出 HbA1c 高于 8.6% 时冠脉搭桥术后的院内死亡风险增加了 4 倍。

3. 肾功能不全：术前应尽量纠正患者电解质和血浆蛋白紊乱，维持内环境稳态。对于慢性或急性肾衰竭患者则需要规律进行血液净化治疗，并且保证手术前一天进行血液净化治疗。

4. 阻塞性睡眠呼吸暂停综合征（obstructive sleep apnea syndrome, OSAS）：OSAS 是术后房颤、肺部并发症及谵妄的危险因素，可在术前进行 OSAS 筛查，STOP−Bang 量表被广泛使用（表 29−2），符合其中 5 项及以上者提示发生中/重度 OSAS 的可能性高，可进一步进行整夜睡眠呼吸检查，确诊为 OSAS 后应提前进行持续气道正压治疗。

表 29−2　STOP−Bang 量表

项目	意义
打鼾（S）	打鼾声音大到房门紧闭也能在外面听见
疲乏（T）	白天常常感到疲乏或困倦
呼吸暂停（O）	睡眠时被观察到呼吸暂停
血压（P）	需要治疗的高血压
体重指数（B）	>35kg/m²
年龄（A）	>50 岁
颈围（N）	男性颈围>43cm，女性颈围>41cm

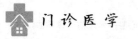

项目	意义
性别（G）	性别为男性

5. 贫血：心脏手术术前约 1/4 贫血患者存在缺铁性贫血，约有 1/2 患者存在长期慢性疾病导致的功能性贫血。如果为缺铁性贫血，可术前 6~8 周口服铁剂治疗；如果手术前才发现患者存在缺铁性贫血，可静脉注射铁制剂，仅需要注射 1~2 次就可纠正患者的铁缺乏。术前纠正贫血可减少术中输血量、缩短住院时间及降低死亡率。

（蒋　雯　徐琦玥　钱永军）

第三十章　急性阑尾炎

一、疾病特点

急性阑尾炎（acute appendicitis）是外科常见急性病症，也是急诊科常见急腹症。

阑尾位于右髂窝部，外形呈蚯蚓状，长度 2～20cm，一般为 6～8cm，直径 0.5～0.7cm。由于解剖特点，阑尾很容易发生感染，而引起感染的主要原因是阑尾阻塞和细菌入侵。

二、临床表现

急性阑尾炎发生后，会引起腹痛、厌食、恶心、呕吐等一系列胃肠道症状，以及乏力、体温升高等全身症状。这些症状的发生、发展都与急性阑尾炎发展程度有密切关系。常见的症状如下。

腹痛：体格检查表现为先出现上腹痛，后出现脐周痛，最后转移到右下腹麦氏点出现压痛、反跳痛。当然不同的痛点跟急性阑尾炎的发展程度有关，如急性阑尾炎化脓性穿孔患者会出现腹膜刺激征。

厌食、恶心、呕吐：急性阑尾炎早期胃肠道症状可同时出现，或者仅表现为其中一个或者两个。

乏力、体温升高：早期患者全身无力，体温升到 38℃，当急性阑尾炎出现化脓性穿孔时，出现寒战、高热，脓毒血症时体温飙升到 40℃。

三、门诊流程

（一）诊断

1. 临床诊断：急性阑尾炎的症状和体征如下。

（1）急性起病：发作快，立即出现临床症状。

（2）全身症状：乏力、高热、寒战。

（3）腹部症状：出现不同症状的腹痛。

（4）典型病理征：右下腹麦氏点压痛，其他辅助病理征包括 Blumberg 征、Psoas 征、Obturator 征。

2. 辅助检查：腹部 B 超是诊断急性阑尾炎最常用的手段，根据病情变化和既往相关辅助检查，决定是否需要补充腹部 CT、螺旋 CT 薄层扫描及一些特殊检查。

3. 鉴别诊断：急性阑尾炎临床误诊率比较高，要与内外科急腹症、妇产科急腹症等进行鉴别诊断。如内科急腹症急性胃肠炎、右下肺炎、胸膜炎等；外科急腹症各种溃疡急性穿孔、急性胆囊炎、右侧输尿管结石等；妇产科急腹症右侧输卵管妊娠、卵巢囊肿蒂扭转、卵巢滤泡破裂等。

（二）干预

1. 原则。

（1）尽早进行手术治疗：阑尾还处于管腔阻塞或仅有充血水肿的患者即应进行手术治疗。

（2）尽早抗感染治疗：确诊急性阑尾炎者可尽早抗感染治疗。

（3）控制并发症：术后应严格控制并发症。

（4）根据急性阑尾炎的发展程度制订个体化治疗方案。

（5）全面康复。

（6）宣教和预防。

2. 换药：对于手术伤口感染的患者，应及时加强换药及伤口管理。

3. 门诊治疗：门诊安排手术伤口康复治疗，注意保证患者治疗中的安全。

4. 住院治疗：门诊发现腹痛患者都需要转急诊科做快速筛查，如确诊阑尾炎应安排住院治疗。根据患者病情发展情况，决定采取手术治疗还是非手术治疗。

（叶　建）

第三十一章 先天性骨与关节畸形

一、疾病特点

先天性骨与关节畸形是儿科门诊常见的一大类疾病,指在出生时或出生后,因骨与关节发育异常引起的一系列畸形和功能障碍。先天性骨与关节畸形主要与遗传、环境因素有关,如基因异常、染色体异常、辐射暴露、药物使用、化学物质接触等。常见先天性骨与关节畸形见表31-1。

表31-1 常见先天性骨与关节畸形

分类	常见畸形
上肢畸形	先天性桡骨缺陷、先天性尺骨发育不全、先天性桡尺近端关节融合、先天性肩关节脱位、先天性桡骨头脱位、多指并指、先天性巨指、短指、先天性手指缺如
下肢畸形	发育性髋关节脱位、先天性髋内翻、先天性盘状半月板、先天性膝关节脱位、先天性胫骨假关节、先天性胫骨/腓骨缺如、先天性马蹄内翻足、先天性垂直距骨、多趾并趾
头肩脊柱畸形	先天性第一颈椎枕骨融合、先天性齿状突畸形、短颈综合征、颅骨锁骨发育不全、先天性高肩胛症、特发性脊柱侧弯、先天性脊柱侧弯
胸壁畸形	鸡胸、漏斗胸、叉状肋、Poland综合征、胸骨缺陷
其他	先天性多关节挛缩症、软骨发育不良、成骨不全、先天性束带畸形

二、临床表现

先天性骨与关节畸形类型众多,表现各异,主要有以下表现。

1. 外观畸形:大部分先天性骨与关节畸形患儿出生后通过外观即可确诊,如先天性多指并指、先天性马蹄内翻足等;部分畸形隐藏较深,进展缓慢,在发育过程中逐渐表现出来,如发育性髋关节脱位、特发性脊柱侧弯等。

2. 关节活动受限：先天性骨与关节畸形患儿常常出现关节活动受限，从而影响功能。如先天性马蹄内翻足可严重影响行走功能，先天性桡尺近端关节融合影响肘关节活动等。

3. 步态异常：下肢的先天性骨与关节畸形常常导致行走时步态异常，可出现跛行步态、摇摆步态等。

4. 肢体短缩：先天性骨与关节畸形常常导致上肢或下肢肢体短缩，下肢肢体短缩严重影响行走功能和步态，上肢肢体短缩易被漏诊。

5. 其他特殊表现：先天性骨与关节畸形影响其他器官时可导致相应症状，如先天性漏斗胸和先天性脊柱侧弯可导致肺发育不良，从而出现肺部感染，甚至心力衰竭等表现。

三、门诊流程

（一）诊断

1. 临床诊断：大部分先天性骨与关节畸形在围产期通过三维或四维彩超即可筛查，出生后通过外观即可确诊。但应该重视采集患儿的家族史及进行全身临床检查以评估其严重程度。此外，先天性骨与关节畸形常常是综合征的表现之一，应注意避免漏诊。家族史中应该详细询问运动系统的先天性缺陷情况。

检查时，婴儿应该完全脱去衣物，先取仰卧位，然后取俯卧位，以便于检查头部、颈部、胸部、躯干和脊柱可能存在的异常。接下来进行神经系统、躯干和四肢的活动情况的检查。婴儿应检查髋、膝、踝关节活动范围以发现可能存在的异常。

2. 辅助检查：大部分先天性骨与关节畸形在产前即可通过三维或四维彩超筛查。根据不同部位、病情变化和既往相关辅助检查，决定是否需要补充局部 X 线检查、CT 三维重建、MRI 等检查，充分评估骨与关节畸形的程度。

3. 分型和分类：先天性骨与关节畸形有各自的分型和分类系统，如手和上肢先天性畸形的 Swanson 分类，将其分为形成部分障碍、分化部分障碍、重复畸形、过度生长、发育不良、挛缩束带综合征、广义的骨骼畸形。而其严重程度也有各自的评估方法。

（二）干预

1. 原则：尽早进行、循序渐进、个体化、优先恢复功能。

2. 保守治疗：部分先天性骨与关节畸形，出生后在新生儿期即可进行康复治疗，如先天性膝关节反张畸形，出生后即可按摩松解矫正畸形。先天性马蹄内翻足出生后 2 周即可门诊行 Ponseti 石膏矫形术，在手法矫正后进行下肢的石膏外固定。但部分畸形较重的先天性骨与关节畸形则需住院手术治疗。

3. 手术治疗：部分先天性骨与关节畸形必须手术治疗才能从根本上解决畸形，如多指并指、先天性脊柱侧弯；此外，部分先天性骨与关节畸形严重程度较重，如先天性巨指畸形、严重的特发性脊柱侧弯、严重的发育性髋关节脱位等，也需手术治疗。

（江　君）

第三十二章　先天性马蹄内翻足

一、疾病特点

先天性马蹄内翻足（congenital talipes equinovarus，CTEV）是一种常见的先天性骨科疾病，其发生率较高，每1000例新生儿中有1~2例发生，是小儿骨科常见的先天性畸形之一。如果未经治疗，可能会导致长期的残疾、畸形和疼痛，严重影响患者的生活质量。

二、临床表现

先天性马蹄内翻足出生后通过外观就可以立即确诊，主要表现有弓形足、前足内收、距下关节复合体内翻及跖屈畸形（马蹄样畸形）。

弓形足：新生儿一般为生理性扁平足，而先天性马蹄内翻足患儿可见明显的高足弓，表现为足弓处的皱褶，此皱褶甚至可以横贯足底。

前足内收：先天性马蹄内翻足的内收平面在后足和中足交界平面，外观上前足内收尤其明显。

距下关节复合体内翻：在冠状面上足跟明显内翻。

跖屈畸形（马蹄样畸形）：表现为踝关节跖屈，可见足跟上方皮肤明显皱褶，足跟空虚。

除以上四大表现，多数患者伴有小腿肌肉发育差、患足发育差。单侧先天性马蹄内翻足患儿常表现为双侧小腿周径不等长、双足长度不一致。

三、门诊流程

（一）诊断

1. 临床诊断：先天性马蹄内翻足在围产期通过三维或四维彩超即可筛查，

出生后通过外观即可确诊。但应该重视采集先天性马蹄内翻足患儿的家族史及进行全身临床检查以评估其严重程度。家族史中应该详细询问运动系统的先天性缺陷情况。

检查时，婴儿应该完全脱去衣物，先取仰卧位，然后取俯卧位，以便检查头部、颈部、胸部、躯干和脊柱可能存在的异常。接下来进行神经系统、躯干和四肢的活动情况的检查。婴儿应检查髋、膝关节活动范围以发现可能存在的异常。足以外的关节出现僵硬和活动受限常提示预后较差。应该测量下肢的长度和大腿、小腿的周径。记录大腿、小腿、踝关节、足部的皮肤皱褶，以及跟骨内翻、前足内收、高弓足和足的旋后程度。

2. 辅助检查：妊娠 20 周左右即可通过三维或四维彩超进行筛查。出生后，尚未行走的患儿需拍摄双足正位片、双足应力背伸侧位片，已行走的患儿需拍摄双足正位片、双足立位侧位片。对于大龄和复杂型马蹄内翻足患儿还需行足部 CT 三维重建和 MRI 检查。

3. 分类：先天性马蹄内翻足的分类如下。

（1）典型马蹄内翻足：不同严重程度的单纯性足部畸形，有先天性马蹄内翻足典型表现。

（2）非典型马蹄内翻足：较典型马蹄内翻足畸形更重，足短、粗和僵硬，足底和踝关节后有深凹陷，第一跖骨短，跖趾关节过伸。

（3）复杂性马蹄内翻足：经其他方法治疗，但未完全矫正畸形的马蹄内翻足。很多复杂性马蹄内翻足的病例都有中足的矫枉过正问题，表现为足外侧横纹。

（4）顽固性马蹄内翻足：经治疗矫正痊愈后再次复发的前足旋后和马蹄样畸形。

（5）综合征型马蹄内翻足：马蹄内翻足为疾病的表现之一，如大脑瘫、多关节挛缩症等。需要考虑并积极治疗相关的临床病症，并充分考虑原发疾病对治疗和预后的影响。

4. 严重程度评估：常用严重程度评估方法包括 Pirani 评分法和 Diméglio 评分法。

（1）Pirani 评分法（表 32-1）：有 6 个体格检查项目，每项结果分为 3 档，0 分为正常，0.5 分为中度畸形，1 分为严重异常。总分 6 分，分数越高畸形越严重。其中，中足评分（midfoot score，MS）包括足外缘弯曲度、内侧皱褶严重程度、距骨头外侧覆盖。后足评分（hindfoot score，HS）包括后部皱褶严重程度、跖屈僵硬程度、足跟空虚。HS>1 同时 MS<1，距骨被覆

盖是跟腱切断术的手术指征。

表 32-1　Pirani 评分法

体格检查项目	0 分	0.5 分	1 分
足外缘弯曲度	平直	远端轻度弯曲	跟骰关节处弯曲
内侧皱褶严重程度（足固定于最大矫正位）	多个细微皱褶	1~2 个深皱褶	改变足弓形态的深皱褶
后部皱褶严重程度（足固定于最大矫正位）	多个细微皱褶	1~2 个深皱褶	改变足弓形态的深皱褶
内踝-舟骨间距（足固定于最大矫正位）	确切的凹陷感	间距变小	间距无法触及
距骨头外侧覆盖（前足充分外展）	舟骨完全"退缩"，外侧距骨头不能触及	舟骨部分"退缩"，外侧距骨头可略触及	外舟骨无"退缩"，外侧距骨头易触及
足跟空虚（足踝处于最大矫正位）	跟骨结节易触及	跟骨结节难触及	跟骨结节无法触及
腓骨-跟腱间距（屈髋、伸膝、足踝最大矫正位）	确切的凹陷感	间距变小	间距无法触及
跖屈僵硬程度（伸膝、足踝最大矫正位）	踝正常背伸	踝背伸超过中立位，但不完全	踝无法背伸到中立位
内收僵硬性（前足充分外展）	前足可被过度矫正至外展	前足可被矫正超过中立位，但不完全	前足无法被矫正至中立位
长屈肌挛缩（足踝处于最大矫正位）	跖趾关节可背伸至 90°	跖趾关节可背伸超过中立位，但不完全	跖趾关节无法背伸至中立位

　　（2）Diméglio 评分法。体格检查的同时用量角器测量足的 4 个指标：①矢状面跖屈的角度；②冠状面内翻的角度；③围绕距骨的跟骨及前足的扭转角度；④水平面前足相对于后足内收的角度。根据不同角度进行评分，每个结果分为 5 档，0 分为正常，4 分为严重异常。此外，再加上 4 个其他需要考虑的因素，总分 20 分，分数越高畸形越严重（表 32-2）。

表 32-2 Diméglio 评分法分级

分级	类型	评分	可复性
Ⅰ	轻度	1~4	>90%，软—软，自愈
Ⅱ	中度	5~9	>50%，软—硬，可复，部分难治性
Ⅲ	重度	10~14	>50%，硬—软，难治性，部分可复
Ⅳ	极重度	15~20	<10%，硬—硬，难治性

（二）干预

1. 原则：尽早进行、循序渐进、个体化、坚持支具治疗。

2. 门诊治疗：出生后 2 周即可门诊行 Ponseti 石膏矫形术。在手法矫正后进行下肢的石膏外固定，每周 1 次，4~6 次石膏外固定后行经皮跟腱切断，进行最后 1 次石膏外固定，以矫正所有畸形，佩戴足外展支具维持矫形。此治疗方法避免了广泛足后内侧软组织松解术造成的瘢痕和远期的疼痛，成为目前广泛应用于先天性马蹄内翻足的治疗方法。

3. 住院手术治疗：对于 6 月龄以上的婴儿，非典型马蹄内翻足、复杂性马蹄内翻足、顽固性马蹄内翻足和综合征型马蹄内翻足患儿可考虑住院手术治疗。

（江 君）

第三十三章 颈椎病

一、疾病特点

颈椎病又称颈椎综合征，是颈椎骨关节炎、增生性颈椎炎、颈神经根综合征、颈椎间盘脱出症的总称，是一种以退行性改变为基础的疾病。颈椎病是由于颈椎长期劳损、骨质增生，或椎间盘脱出、韧带增厚，致使颈椎脊髓、神经根或椎动脉受压，出现一系列功能障碍的临床综合征。颈椎病主要表现为椎节失稳、松动，髓核突出或脱出，骨刺形成，韧带肥厚和继发的椎管狭窄等，刺激或压迫了邻近的神经根、脊髓、椎动脉及颈部交感神经等组织，引起一系列症状和体征。

颈椎病可分为颈型颈椎病、神经根型颈椎病、脊髓型颈椎病、椎动脉型颈椎病、交感神经型颈椎病、食管压迫型颈椎病。其主要病因包括以下四方面。

（一）颈椎的退行性改变

颈椎退行性改变是颈椎病发病的主要原因，其中椎间盘的退行性改变尤为重要，是颈椎诸结构退行性改变的首发因素，并由此演变出一系列颈椎病的病理解剖及病理生理改变：①椎间盘变性；②韧带-椎间盘间隙的出现与血肿形成；③椎体边缘骨刺形成；④颈椎其他部位的退行性改变；⑤椎管矢状径及容积减小。

（二）发育性颈椎椎管狭窄

近年来已明确颈椎椎管内径，尤其是矢状径，不仅影响颈椎病的发生、发展，而且与颈椎病的诊断、治疗、手术方法选择及预后均有着十分密切的关系。有些人颈椎退行性改变严重，骨赘增生明显，但并不发病，主要原因是颈椎椎管矢状径较宽，椎管内有较大的代偿间隙。而有些患者颈椎退行性改变并不十分严重，但症状出现早而且比较严重。

（三）慢性劳损

慢性劳损有别于明显的外伤或生活、工作中的意外，因此易被忽视，但其与颈椎病的发生、发展、治疗及预后等都有着直接关系。慢性劳损主要发生于以下三种情况。

1. 不良的睡眠体位：因持续时间长及在大脑处于休息状态下不能及时调整，必然造成椎旁肌肉、韧带及关节的平衡失调。

2. 不当的工作姿势：大量统计数据表明，某些工作量不大、强度不高，但处于坐位，尤其是低头工作者的颈椎病发病率特别高，包括家务劳动者、刺绣女工、打字员、流水线上的装配工等。

3. 不当的体育锻炼：正常的体育锻炼有助于健康，但超过颈部耐量的活动或运动，如以头颈部为负重支撑点的倒立或翻筋斗等，均可加重颈椎的负荷，尤其是在缺乏正确指导的情况下。

（四）颈椎的先天性畸形

在对正常人颈椎进行健康检查或行对比研究性摄片时，常发现颈椎可有各种异常，其中骨骼明显畸形者约占 5%。

二、临床表现

颈椎病的临床表现较为复杂，主要有颈背疼痛、上肢无力、手指发麻、下肢乏力、行走困难、头晕、恶心、呕吐，甚至视物模糊、心动过速及吞咽困难等。颈椎病的临床表现与病变部位、组织受累程度及个体差异有一定关系。

（一）颈型颈椎病

颈型颈椎病也称局部型颈椎病，指具有头、肩、颈、臂疼痛及相应的压痛点，X 线片上没有椎间隙狭窄等明显的退行性改变，但可以有颈椎生理曲线改变、椎体间不稳定及轻度骨质增生等变化。

（二）神经根型颈椎病

1. 具有较典型的根性症状（麻木、疼痛），且范围与颈段脊神经所支配的区域一致。

2. 椎间孔挤压试验或臂丛牵拉试验阳性。

3. 影像学所见与临床表现符合。

4. 痛点封闭无效。

5. 排除颈椎外病变，如胸廓出口综合征、腕管综合征、肘管综合征、肩周炎等以上肢疼痛为主的疾病。

（三）脊髓型颈椎病

1. 临床上出现颈脊髓损害的表现。

2. X线片上显示椎体后缘骨质增生、椎管狭窄。影像学证实存在脊髓压迫。

3. 排除肌萎缩性侧索硬化症、脊髓肿瘤、脊髓损伤、多发性末梢神经炎等。

（四）椎动脉型颈椎病

1. 曾有猝倒发作，并伴有颈源性眩晕。

2. 前屈旋颈试验阳性。

3. X线片显示节段性不稳定或枢椎关节骨质增生。

4. 多伴有交感神经症状。

5. 排除眼源性、耳源性眩晕。

6. 排除椎动脉Ⅰ段（进入C_6横突孔以前的椎动脉段）和椎动脉Ⅲ段（出颈椎进入颅内以前的椎动脉段）受压所引起的椎－基底动脉供血不足。

7. 手术前需行椎动脉造影或数字减影椎动脉造影。

（五）交感神经型颈椎病

临床表现为头晕、视物模糊、耳鸣、手麻、心动过速、心前区疼痛等一系列交感神经症状，X线片颈椎有失稳或退行性改变。椎动脉造影阴性。

（六）食管压迫型颈椎病

颈椎椎体前向鸟嘴样增生压迫食管，引起吞咽困难（经食管钡餐造影检查证实）等。

三、门诊流程

（一）检查

1. 物理检查。

（1）前屈旋颈试验：令患者颈部前屈，嘱其向左右旋转活动。如颈椎处出现疼痛，表明颈椎小关节有退行性改变。

（2）椎间孔挤压试验（压顶试验）：令患者头偏向患侧，医师左手掌放于患者头顶部、右手握拳轻叩左手背，患者出现肢体放射痛或麻木，表示力量向下传递到椎间孔变小，有根性损害。根性疼痛严重者，医师用双手重叠放于患者头顶，向下加压，即可诱发或加剧症状。当患者头部处于中立位或后伸位时出现压顶试验阳性，称为 Jackson 压顶试验阳性。

（3）臂丛牵拉试验：患者低头。医师一手扶患者头颈部，另一手握患肢腕部，两手做相反方向推拉，看患者是否感到放射痛或麻木，称为 Eaten 试验。如牵拉同时再使患肢做内旋动作，则称为加强 Eaten 试验。

（4）上肢后伸试验：医师一手置于患者健肢肩部起固定作用，另一手握于患肢腕部，并使其逐渐向后、外呈伸展状，以增加对颈神经根牵拉，若患肢出现放射痛，表明颈神经根或臂丛有受压或损伤。

2. X 线检查：正常 40 岁以上男性、45 岁以上女性约有 90% 存在颈椎椎体的骨刺。故 X 线片有改变者，不一定有临床症状。现将与颈椎病有关的 X 线所见分述如下。

（1）正位 X 线检查：观察有无枢环关节脱位，齿状突骨折或缺失。C_7 横突有无过长，有无颈肋。钩椎关节及椎间隙有无增宽或变窄。

（2）侧位 X 线检查。①曲度的改变：颈椎发直、生理前突消失或反弯曲。②异常活动度：在颈椎过伸过屈侧位 X 线片中，可以见到椎间盘的弹性有改变。③骨赘：椎体前后接近椎间盘的部位均可产生骨赘及韧带钙化。④椎间隙变窄：椎间盘可以因为髓核突出，椎间盘含水量减少发生纤维变性而变薄，表现在 X 线片上为椎间隙变窄。⑤半脱位及椎间孔变小：椎间盘变性以后，椎体间的稳定性低下，椎体往往发生半脱位，或者称为滑椎。⑥项韧带钙化：是颈椎病的典型病变之一。

（3）斜位 X 线检查：摄脊椎左右斜位片，主要用来观察椎间孔的大小及钩椎关节骨质增生的情况。

3. 肌电图检查：颈椎病及颈椎间盘突出症的肌电图检查都可提示神经根长期受压发生变性，从而失去对所支配肌肉的抑制作用。

4. CT 检查：CT 已用于诊断后纵韧带骨化、椎管狭窄、脊髓肿瘤等所致的椎管扩大或骨质破坏，测量骨密度以估计骨质疏松的程度。此外，由于横断面图像可以清晰地见到硬膜鞘内外的软组织和蛛网膜下腔，故能正确地诊断椎间盘突出症、神经纤维瘤、脊髓或延髓的空洞症，对于颈椎病的诊断及鉴别诊断具有一定的价值。

（二）诊断

根据临床表现和检查可诊断。

（三）鉴别诊断

1. 颈型颈椎病与慢性颈部软组织损伤鉴别：因长期低头工作，头经常处于前屈的姿势，使椎间盘前方受压，髓核后移，刺激纤维环及后纵韧带，从而产生不适症状。

2. 神经根型颈椎病需与下列疾病鉴别：颈肋和前斜角肌综合征、椎管内髓外硬脊膜下肿瘤、椎间孔及其外周的神经纤维瘤、肺尖附近的肿瘤均可引起上肢疼痛、神经痛性肌萎缩。

3. 脊髓型颈椎病应与下列疾病鉴别：肌萎缩性侧索硬化、多发性硬化、椎管内肿瘤、脊髓空洞。

4. 椎动脉型颈椎病应与下列疾病鉴别：其他原因引起的椎－基底动脉供血不足，如椎动脉粥样硬化和发育异常等。椎动脉造影是最可靠的鉴别方法。

5. 交感神经型颈椎病应与下列疾病鉴别：冠状动脉供血不足、神经症、更年期综合征、其他原因所致的眩晕。

6. 食管压迫型颈椎病应与下列疾病鉴别：食管炎、食管癌引起的吞咽困难。

（四）并发症

1. 吞咽障碍：吞咽时有梗阻感、食管内有异物感，少数人有恶心、呕吐、声音嘶哑、干咳、胸闷等症状。这是由于颈椎前缘直接压迫食管后壁而引起食管狭窄，也可能是因骨刺形成过速使食管周围软组织发生刺激反应。

2. 视物障碍：表现为视力下降、眼胀痛、畏光、流泪、瞳孔大小不等，甚至出现视野缩小和视力锐减，个别患者还可发生失明。这与颈椎病造成自主神经功能紊乱及椎-基底动脉供血不足而引发的大脑枕叶视觉中枢缺血性病变有关。

3. 颈心综合征：表现为心前区疼痛、胸闷、心律失常（如期前收缩等）及心电图 ST 段改变，易被误诊为冠心病。这是颈背神经根受颈椎骨刺的刺激和压迫所致。

4. 高血压：颈椎病可引起血压升高或降低，其中以血压升高为多，称为"颈性高血压"。由于颈椎病和高血压病皆为中老年人的常见病，故两者常常并存。

5. 胸部疼痛：表现为起病缓慢的顽固性单侧胸大肌和乳房疼痛，检查时有胸大肌压痛。这与 C_6 和 C_7 神经根受颈椎骨刺压迫有关。

6. 下肢瘫痪：早期表现为下肢麻木、疼痛、跛行，有的患者在行走时有踏棉花的感觉，个别患者还可伴有排便、排尿障碍，如尿频、尿急、排尿不畅或大小便失禁等。这是因为椎体侧束受到颈椎骨刺的刺激或压迫，导致下肢运动和感觉障碍。

7. 猝倒：常在站立或走路时因突然扭头出现身体失去支撑力而猝倒，倒地后能很快清醒，不伴有意识障碍，亦无后遗症。此类患者可伴有头晕、恶心、呕吐、出汗等自主神经功能紊乱的症状。这是由于颈椎增生性改变压迫椎动脉引起椎-基底动脉供血不足，导致一过性脑缺血。

（五）干预

1. 药物治疗：可选择性应用镇痛剂、镇静剂、维生素（如维生素 B_1、维生素 B_{12}），对症状的缓解有一定的效果。可尝试使用硫酸氨基葡萄糖和硫酸软骨素进行支持治疗。氨基葡萄糖与硫酸软骨素在临床上用于治疗全身各部位的骨关节炎，具有一定的抗炎、抗软骨分解作用。基础研究显示，氨基葡萄糖能抑制脊柱髓核细胞产生炎性因子，并促进椎间盘软骨基质成分糖胺聚糖的合成。临床研究发现，向椎间盘内注射氨基葡萄糖可以显著减轻椎间盘退变性疾病导致的下腰痛，同时改善脊柱功能。有病例报告提示口服氨基葡萄糖和硫酸软骨素能在一定程度上逆转椎间盘退行性改变。

2. 运动疗法：各型颈椎病症状基本缓解或呈慢性状态时，可开始运动疗法以促进症状的进一步消除及巩固疗效。症状急性发作期宜休息，不宜增加运动刺激。有较明显或进行性脊髓受压症状时禁忌运动，特别是颈椎后仰运动应视为禁忌。椎动脉型颈椎病时颈部旋转运动宜轻柔缓慢，幅度要适当控制。

3. 牵引治疗：牵引在过去是治疗颈椎病的首选方法之一，但近年来发现，许多颈椎病患者在使用牵引之后，特别是长时间牵引的患者，颈椎病不但没有减轻，反而加重。

牵引不但不能促进颈椎生理曲度的恢复，反而拉直了颈椎，弱化了颈椎生理曲度，故颈椎病应慎用牵引疗法。

4. 推拿疗法：是颈椎病较为有效的治疗措施。它的治疗作用是能缓解颈肩肌群的紧张及痉挛，恢复颈椎活动，松解神经根及软组织粘连来缓解症状。脊髓型颈椎病禁止重力按摩和复位，否则极易加重症状，甚至可导致截瘫，即使早期症状不明显，一般也推荐手术治疗。

5. 物理治疗：在颈椎病的治疗中，理疗可起到多种作用。一般认为，急性期可行离子透入、超声波、紫外线或间动电流等治疗，疼痛减轻后用超声波、碘离子透入、感应电或其他热疗。

6. 温热敷：可改善血循环、缓解肌肉痉挛、消除肿胀以减轻症状，有助于推拿疗法后使患椎稳定。本法可用热毛巾和热水袋局部外敷，急性期患者疼痛症状较重时不宜进行温热敷治疗。

7. 手术治疗：神经根或脊髓压迫者，必要时可手术治疗。

（周　鹏）

参考文献

［1］ Bhargava A A，Wells B J，Quintero P A. Handbook of Outpatient of Cardiology ［M］. Berlin：Springer，2022.

［2］ Bitew A，Melesse D Y，Admass B A. A 5-years results of the Ponseti method in the treatment of congenital clubfoot：a retrospective study ［J］. Eur J Orthop Surg Traumatol，2023，33（5）：1781-1787.

［3］ Chen Z，Huang K，Wei R，et al. Transcervical inflatable mediastinoscopic esophagectomy versus thoracoscopic esophagectomy for local early- and intermediate-stage esophageal squamous cell carcinoma：A propensity score-matched analysis ［J］. J Surg Oncol，2022，125（5）：839-846.

［4］ Chung F，Abdullah H R，Liao P. STOP-Bang questionnaire：a practical Aapproach to screen for obstructive sleep apnea ［J］. Chest，2016，149（3）：631-638.

［5］ Watkins D A，Johnson C O，Colquhoun S M，et al. Global，regional，and national burden of rheumatic heart disease，1990-2015 ［J］. N Engl J Med，2017，377（8）：713-722.

［6］ Hogan M，Klein A A，Richards T. The impact of anaemia and intravenous iron replacement therapy on outcomes in cardiac surgery ［J］. Eur J Cardiothorac Surg，2015，47（2）：218-226.

［7］ Huang J，Fan Y，Zhao K，et al. Do Patients with and survivors of COVID-19 benefit from telerehabilitation? A meta-analysis of randomized controlled trials ［J］. Front Public Health，2022，10：954754.

［8］ Lee Y，Samarasinghe Y，Lee M H，et al. Role of adjuvant therapy in esophageal cancer patients after neoadjuvant therapy and esophagectomy：a systematic review and meta-analysis ［J］. Ann Surg，2022，275（1）：

91－98.

[9] Marom E M. Imagingthymoma [J]. J Thorac Oncol, 2010, 5 (10 Suppl 4)：S296－S303.

[10] Marx A, Hohenberger P, Hoffmann H, et al. The autoimmune regulator AIRE inthymoma biology：autoimmunity and beyond [J]. J Thorac Oncol, 2010, 5 (10 Suppl 4)：S266－S272.

[11] Meyer N, Harvey A G, Lockley S W, et al. Circadian rhythms and disorders of the timing of sleep [J]. Lancet, 2022, 400 (10357)：1061－1078.

[12] Morgan E, Soerjomataram I, Rumgay H, et al. The global landscape of esophageal squamous cell carcinoma and esophageal adenocarcinoma incidence and mortality in 2020 and projections to 2040：New Estimates From GLOBOCAN 2020 [J]. Gastroenterology, 2022, 163 (3)：649－658, 642.

[13] Li T, Qian Y. Precise drug sequential therapy can improve the cardioversion rate of atrial fibrillation with valvular disease after radiofrequency ablation [J]. Methods Mol Biology, 2020, 2204：145－159.

[14] Nkomo V T, Gardin J M, Skelton T N, et al. Burden of valvular heart diseases：a population－based study [J]. Lancet, 2006, 368 (9540)：1005－1011.

[15] Vaughan P, Waterworth P D. An audit of anticoagulation practice among UK cardiothoracic consultant surgeons following valve replacement/repair [J]. J Heart Valve Dis, 2005, 14 (5)：576－582.

[16] Walling H W. Clinical differentiation of primary from secondary hyperhidrosis [J]. J Am Acad Dermatol, 2011, 64 (4)：690－695.

[17] Walling H W. Systemic therapy for primary hyperhidrosis：a retrospective study of 59 patients treated with glycopyrrolate or clonidine [J]. J Am Acad Dermatol, 2012, 66 (3)：387－392.

[18] Wang K K, Yang Z, Zhu T, et al. An update on diagnostic and prognostic biomarkers for traumatic brain injury [J]. Expert Rev Mol Diagn, 2018, 18 (2)：165－180.

[19] Woloshin S, Patel N, Kesselheim A S. False negative tests for SARS－

CoV－2 infection－challenges and implications ［J］. N Engl J Med，2020，383（6）：e38.

［20］ Sun Y，Ling Y，Chen Z，et al. Finding low CHA2DS2－VASc scores unreliable? Why not give morphological and hemodynamic methods a try? ［J］. Front Cardiovasc Med，2023，9：1032736.

［21］ Yongjun Q，Huanzhang S，Wenxia Z，et al. Histopathological characteristics and oxidative injury secondary to atrial fibrillation in the left atrial appendages of patients with different forms of mitral valve disease ［J］. Cardiovasc Pathol，2013，22（3）：211－218.

［22］ Zhang H，Zhao Y，Qu Y，et al. The effect of repetitive transcranial magnetic stimulation（rTMS）on cognition in patients with traumatic brain injury：a protocol for a randomized controlled trial ［J］. Front Neurol，2022，13：832818.

［23］ Zhao K，Yang J，Huang J，et al. Effect of vagus nerve stimulation paired with rehabilitation for upper limb function improvement after stroke：a systematic review and meta－analysis of randomized controlled trials ［J］. Int J Rehabil Res，2022，45（2）：99－108.

［24］ Wang Z，Tong Q，Li T，et al. Nano drugs delivery system：a novel promise for the treatment of atrial fibrillation ［J］. Front Cardiovasc Med，2022，9：906350.

［25］ 格德尔（Gelder M），哈里森（Harrison P），考恩（Cowen P）. 牛津精神病学教科书 ［M］. 5版. 刘协和，李涛，译. 成都：四川大学出版社，2010.

［26］ 巩建华，袁海，高召，等. 胡蜂蜇伤致急性肾损伤治疗新进展 ［J］. 公共卫生与预防医学，2019，30（3）：107－111.

［27］ 康晓征，秦建军，张瑞祥，等. 中国食管癌围手术期免疫治疗专家共识（2021年）［J/OL］. 中华胸部外科电子杂志，2022，9（1）：12－22.

［28］ 李军. 围术期高血压管理专家共识 ［J］. 临床麻醉学杂志，2016，32（3）：295－297.

［29］ 娄真帅，李倩. 蜂蜇伤发病机制和临床治疗的研究现状 ［J］. 锦州医科大学学报，2019，40（2）：104－108.

［30］ 钱永军，肖锡俊. 2017STS外科治疗心房颤动临床实践指南中文版及解读 ［J］. 中国胸心血管外科临床杂志，2017，24（4）：249－253.

［31］钱永军. 瓣膜病心房颤动：基础研究及临床精准治疗［M］. 北京：中国协和医科大学出版社，2017.

［32］孙学礼. 精神病学［M］. 3版. 北京：高等教育出版社，2013.

［33］许建屏，石应康，董力，等. 中国人心脏瓣膜置换术后低强度抗凝治疗3000例随访1年报告［J］. 四川大学学报（医学版），2016，47（1）：90－92.

［34］中国医师协会肿瘤多学科诊疗专业委员会. 中国胸腺上皮肿瘤临床诊疗指南（2021版）［J］. 中华肿瘤杂志，2021，43（4）：395－404.

［35］中华人民共和国国家卫生健康委员会医政医管局. 食管癌诊疗指南（2022年版）［J］. 中华消化外科杂志，2022，21（10）：1247－1268.

［36］中华医学会，中华医学会杂志社，中华医学会全科医学分会，等. 广泛性焦虑障碍基层诊疗指南（2021年）［J］. 中华全科医师杂志，2021，20（12）：1232－1241.

［37］中华医学会糖尿病分会. 中国2型糖尿病防治指南（2020年版）［J］. 中华糖尿病杂志，2021，13（4）：315－409.

［38］中华医学会胸心血管外科分会瓣膜病外科学组. 心脏瓣膜外科抗凝治疗中国专家共识［J］. 中华胸心血管外科杂志，2022，38（3）：164－174.